# DER VERLAUF DER KREATININAUSSCHEIDUNG IM HARN DES MENSCHEN MIT BESONDERER BERÜCKSICHTIGUNG DES EINFLUSSES DER MUSKELARBEIT.

## INAUGURAL-DISSERTATION

ZUR

ERLANGUNG DER PHILOSOPHISCHEN DOKTORWÜRDE,

GENEHMIGT VON DER

PHILOSOPHISCHEN UND NATURWISSENSCHAFTLICHEN FAKULTÄT

DER

WESTFÄLISCHEN WILHELMS-UNIVERSITÄT ZU MÜNSTER.

VON

**WILHELM SCHULZ.**

PROMOVIERT AM 5. AUGUST 1920.

SPRINGER-VERLAG BERLIN HEIDELBERG GMBH 1921

Dekan: Professor Dr. W. Keller.
Referent: Professor Dr. R. Rosemann.

ISBN 978-3-662-24285-8    ISBN 978-3-662-26399-0 (eBook)
DOI 10.1007/978-3-662-26399-0

Meinen lieben Eltern in steter Dankbarkeit,

meiner verstorbenen Mutter in treuem Gedächtnis

gewidmet.

## A. Einleitung.

Während uns für eine Reihe von Harnbestandteilen, z. B. für die Ausscheidung des Stickstoffs[1]), der Harnsäure[2]), der Phosphorsäure[3]) und des Chlors[4]) ausführliche Arbeiten vorliegen, die den Verlauf der Ausscheidung während der einzelnen Stunden des Tages behandeln, sind die Untersuchungen bezüglich des Kreatininstoffwechsels in dieser Hinsicht noch sehr unvollkommen. Denn die früheren Untersucher zogen nur die Gesamttagesausscheidung unter physiologischen und pathologischen Verhältnissen in Betracht, oder sie untersuchten wie Klercker[5]), Shaffer[6]) Pekelharing[7]) Hoogenhuyze[8]) und Verploegh, deren Resultate noch ausführlich an anderer Stelle zu besprechen sein werden, die Größe der Ausscheidung zwar auch im Verlauf des Tages, aber doch nur sehr unzureichend, da einerseits die Ausdehnung ihrer Versuche zu kurz oder die Wahl der Zeitabschnitte, in denen sie an den einzelnen Tagen den Harn untersuchten, zu unregelmäßig sind, als daß sich etwaige Gesetzmäßigkeiten erkennen ließen, und da andererseits die Analyse des Harns in zu großen Perioden erfolgte, so daß das Ergebnis durchaus kein richtiges Bild von dem wirklichen Verlauf der Kreatininausscheidung zu geben braucht. Denn es wäre z. B. denkbar, daß innerhalb zu großer Zeiträume die Ausscheidung beträchtlichen Schwankungen unterworfen ist. Bei der Untersuchung in größeren Zeitabständen würden wir dieselben aber gar nicht bemerken, sondern wir würden einfach Interferenzwerte aus dem ausgeschiedenen Maximum und Minimum erhalten. Ferner wäre es z. B. möglich, daß Einflüsse, die eine Vermehrung der Kreatininausscheidung zur Folge haben, durch nachfolgende Minimalausscheidungen wieder ausgeglichen werden, so daß die Gesamtausscheidung durchaus nicht das Durchschnittsmaß zu überschreiten braucht, ja sogar unter demselben bleiben kann. Wir würden daher bei der Wahl zu langer Zeitabschnitte nicht imstande sein, die tatsächliche Wirkung derartiger Einflüsse zu erkennen und würden so ein von der Wirklichkeit völlig verschiedenes Bild von dem Verlauf und der Beeinflussung der Ausscheidung erhalten.

## B. Die Versuche.

### 1. Versuchsanordnung.

Ich untersuchte daher auf Veranlassung von Herrn Prof. Dr. Rosemann im Physiologischen Institut der Westfälischen Wilhelms-Universität zu Münster die Tagesausscheidung in zweistündigen Perioden. Es ist möglich, daß eine Untersuchung in einstündigen Abschnitten noch zweckmäßiger wäre, doch sie ist nur schwer durchführbar; denn schon das zweistündige Harnentleeren ist nicht immer, besonders bei spärlicher Diurese, ohne Schwierigkeiten zu bewerkstelligen. Zudem sind von einer Reihe von Untersuchern in denselben Perioden ähnliche Versuche mit andern Harnbestandteilen ausgeführt worden, nämlich von Rosemann[1]) über die Stickstoffausfuhr, von Roeske[3]) über die Phosphorsäureausscheidung und von Tomaschny[2]) über die Harnsäureausscheidung. Herrmannsdorfer[4]) untersuchte die Chlorausscheidung ebenfalls in zweistündigen Zeitabschnitten, soweit die Art seiner Unterschungen nicht eine Harnentleerung in kürzeren Intervallen notwendig machte. Somit erscheint es auch vom praktischen Standpunkt aus geboten, diese Perioden beizubehalten, um diese Ergebnisse untereinander vergleichen zu können. Für die Harnentleerung halte ich es noch für wichtig, auf die Tatsache hinzuweisen, daß mitunter bei vermindertem Blasentonus das Gefühl des Harndranges nachläßt, ohne daß die Blase völlig entleert ist. Auf diese Schwierigkeiten macht auch Shaffer aufmerksam mit den Worten: ,,It is by no means an easy matter without some practice to empty the bladder completely, especially at frequent intervals." (S. 6.) Auch Rosemann (S. 345) gibt an, daß ,,nicht zu selten das Gefühl, daß die Blase völlig leer ist, schon eintritt, obwohl noch eine nicht unbeträchtliche Menge Harn zurückgehalten ist, die erst bei einige Augenblicke fortgesetzten Bemühungen entleert wird." Doch läßt sich ein hierdurch möglicher Fehler bei genügender Aufmerksamkeit leicht vermeiden. Daß man bei der Defäkation keinen Harn verlieren darf, ist selbstverständlich; am besten legt man dieselbe an das Ende einer Periode. Die während des Tages gelassenen Urinmengen wurden sogleich nach dem Erkalten colorimetrisch bestimmt, um jede Bakterienwirkung völlig auszuschließen. Der Harn von abends 7 Uhr bis morgens 7 Uhr wurde erst morgens untersucht. Durch Kontrollversuche überzeugte ich mich, daß in dieser Zeit noch keine Veränderung stattgefunden haben konnte.

So ergaben z. B. 5 ccm Urin colorimetrisch 8 mm Flüssigkeitssäule, nach 12 Stunden erhielt ich dasselbe Ergebnis; ein andermal bekam ich bei 10 ccm Harn 5,2 mm Flüssigkeitssäule, nach 12 Stunden hatte ich in genügender Übereinstimmung 5,1 mm. Von morgens 7 Uhr bis abends 11 Uhr wurde der Urin in zweistündigen Perioden entleert, während der Nachtharn von abends 11 Uhr bis morgens 7 Uhr im ganzen untersucht und dann für zwei Stunden die Durchschnittsausscheidung berechnet wurde. — Um eine Grundlage für die weiteren Untersuchungen zu haben, untersuchte ich zunächst die normale Tagesausscheidung und schloß hieran einige Versuchsreihen an, um etwaige Einflüsse auf den Verlauf der Ausscheidung festzustellen. Weiterhin untersuchte ich dann den Verlauf der Kreatininausscheidung während einiger Hungertage, an denen ich weder Nahrung noch Getränke zu mir nahm. Besonders eingehend untersuchte ich zum Schluß den Einfluß der Muskeltätigkeit, da gerade in dieser Hinsicht die Untersuchungen früherer Forscher zu den entgegengesetztesten Ergebnissen geführt haben. Bezüglich der Lebensweise sei noch bemerkt, daß ich mich vollständig jeder Fleischnahrung enthielt, um die exogene Herkunft des Kreatinins ganz auszuschließen.

Auch der Genuß von Alkohol wurde strengstens vermieden, da der Einfluß desselben auf die Kreatininausscheidung nach den Untersuchungen von Hoogenhuyze[9]) und Verploegh unverkennbar ist.

## 2. Untersuchungsmethode.

Zur quantitativen Bestimmung wurde die Folinsche Methode gebraucht, die ja seit 1904 die älteren Methoden vollständig verdrängt hat. Sie beruht auf der Reaktion des Kreatinins mit alkalischer Pikrinsäurelösung, die von Jaffe[10]) zuerst aufgefunden wurde. Es entsteht „sofort, und zwar schon in der Kälte eine intensiv rote Färbung, die je nach der Konzentration der Lösung von Rot-Orange bis Dunkelblutrot variiert, sie nimmt in einigen Minuten noch erheblich zu" (S. 399). Noch bei einer Verdünnung von 1 : 5000 nimmt das Kreatinin einen rötlichen Farbenton an, so daß die Reaktion als äußerst empfindlich anzusprechen ist. Die rote Farbe rührt her von der Reduktion der Pikrinsäure $C_6H_2(NO_2)_3OH$ zu Pikraminsäure $C_6H_2(NO_2)_2NH_2OH$. Wenige Tropfen einer anderen reduzierenden Substanz als Kreatinin, z. B. Schwefelammonium oder Ferrosulfat, geben in alkalischer Pikrinsäurelösung sofort dieselbe rote Farbe, Glykose und Harnsäure erst nach stundenlangem Stehen [vgl. Hoogenh. u. Verpl.[9])]. Diese Jaffesche Reaktion wurde zu quantitativer Bestimmung von Folin[11]) [12]) ausgearbeitet, und es wurde so nicht nur eine sehr bequeme, sondern auch äußerst genaue Methode geschaffen, deren Exaktheit von einer großen Anzahl von Autoren, wie von van Hoogenhuyze und Verploegh, Benedikt und Myers, Shaffer, Levene und Kristeller, Leathes, Funaro, Kathkart, Gottlieb und Stangassinger, Rothmann, Lefmann, Dorner u. a. bestätigt wurde. Nach Folin ergeben „10 mg Kreatinin in 10 ccm Wasser gelöst die maximale Rotfärbung 5—10 Minuten nach Zusatz von 15 ccm 1,2 proz. Pikrinsäurelösung und 4—8 ccm 10 proz. Natronlauge. Die in dieser Weise erhaltene Lösung auf 500 ccm verdünnt, gibt eine Flüssigkeit, von der 8,1 mm in durchfallendem Licht genau dieselbe Farbe hat wie 8 mm n/2-Kaliumbichromatlösung". Die Methode führte ich so aus, wie Folin sie angibt: n/2-Kaliumbichromatlösung, die 24,54 g in einem Liter enthält, wurde in das eine Colorimeterrohr gegossen und dieses auf genau 8 mm eingestellt. Um den colorimetrischen Gleichpunkt zu finden, füllte ich das 2. Rohr ebenfalls mit der Flüssigkeit und stellte auf gleiche Helligkeit ein. Die Flüssigkeitshöhe dieses zweiten Rohres darf nicht mehr als 0,1 mm von dem wahren Wert 8 mm abweichen, kann also 7,9 oder 8 oder 8,1 mm betragen. Die höchste zulässige Differenz zwischen zwei Beobachtungen ist 0,3 mm, was einem Analysenfehler von ca. 4% entspricht. Sodann füllte ich statt der Kaliumbichromatlösung in das zweite Colorimeterrohr die Harnlösung: 10 ccm Harn wurden in einem 500 ccm fassenden Meßkolben mit 15 ccm 1,2 proz. Pikrinsäurelösung und 5 ccm Natronlauge versetzt, geschüttelt und 5 Minuten ruhig stehengelassen. Dann wurde bis zur Marke 500 mit destilliertem Wasser aufgefüllt und die Lösung kräftig geschüttelt. Mit der filtrierten Lösung wurde das zweite Colorimeterrohr ausgespült, halb gefüllt und der colorimetrische Gleichpunkt mit der im anderen Rohr befindlichen Kaliumbichromatlösung bestimmt. Erhält man dann z. B. als Mittelwert aus mehreren Ablesungen 7 mm, so berechnet man den Kreatiningehalt in 10 ccm Harn nach der Formel $\frac{8,1}{7} \times 10 = 11,57$ mg. Die n/2-Kaliumbichromatlösung wurde aus chemisch reinem Material hergestellt, das durch mehrfaches Umkrystallisieren aus der Handelsware erhalten wurde.

Das verwendete Colorimeter war von der Firma Krüss in Hamburg verfertigt. Da ich bald bemerkte, daß die Temperatur einen merklichen Einfluß auf die Reaktion ausübte, nahm ich darauf Bedacht, alle verwendeten Flüssigkeiten bei Zimmertemperatur von 15—16° zu gebrauchen. Es ergaben z. B. 5 ccm Harn bei 15° eine Flüssigkeitsschicht von 10,5 mm, bei 25° nur 9,1 mm und bei 35° nur noch 8 mm. Auch van Hoogenhuyze[8]) und Verploegh geben an, daß die Lösung durch Temperaturzunahme eine dunklere Färbung annimmt; eine Temperaturdifferenz von 2—3° fällt schon ins Gewicht. (Ohne nähere Angabe.) — Nach Folin[11]) sollen die Werte der colorimetrischen Bestimmung zwischen 5 und 13 mm Flüssigkeitssäule liegen, so daß in 500 ccm Flüssigkeit 7—15 mg Kreatinin enthalten sind. In Übereinstimmung mit van Hoogenhuyze[8]) und Weber[13]) wiederholte ich jedoch Bestimmungen, die 11 mm und mehr ergaben, mit einem entsprechend größeren Harnquantum, da dieselben stets Differenzen von 0,3 mm, die nach Möglichkeit zu vermeiden sind, oft noch mehr hatten. — Während nach Jaffe[10]) die Intensität der Farbe „stundenlang unverändert bleibt", haben genaue Messungen Folins (ohne Zahlenangabe) ergeben, daß die Stärke der Färbung zwar während der ersten 10 Minuten unverändert sich erhält, nach einer halben Stunde jedoch schon merklich abgeschwächt ist, eine Angabe, die ich durch eigene Versuche bestätigen kann. Ich erhielt z. B. bei 2 ccm Harn 8,2 mm Flüssigkeitsschicht, nach 10 Minuten waren es ebenfalls 8,2 mm, nach 20 Minuten 8,5 mm, nach 30 Minuten schon 9,1 mm. Es ist daher notwendig, die Bestimmung innerhalb von 10—15 Minuten vorzunehmen. — Da die Harnlösung mitunter mehr oder weniger stark schäumte, ließ sich oft ein genaues Auffüllen der Meßflasche auf 500 ccm nicht durchführen. Ich untersuchte daher den Einfluß der Verdünnung und fand z. B. bei einer Auffüllung auf genau 500 ccm eine Flüssigkeitssäule von 10,4 mm, bei 502 ccm eine solche von 10,3 mm. Man sieht also, daß sogar eine so große Differenz von 2 ccm, wie sie in Wirklichkeit nie vorkommt, keinen Einfluß hat. — Da nach den Angaben von Folin[11]), Jaffe[10]), Hoogenhuyze[8]) und Verploegh die Acetonkörper die Jaffesche Reaktion stören, wurde besonders im Hunger mit Nitroprussidnatrium und Natronlage, welche bekanntlich mit Aceton eine burgunderrote Farbe geben, die sich auf Zusatz von Essigsäure noch vertieft, auf das Vorhandensein von Aceton geprüft. Es ließ sich nie nachweisen. Während die oben erwähnten Forscher den störenden Einfluß von Aceton nicht allzu hoch einschätzen, macht nach Klercker[5]) die „Anwesenheit von Aceton in einer Kreatininlösung die Folinsche colorimetrische Methode völlig unbrauchbar. Das Aceton hat nämlich die Fähigkeit, eine schnelle Erblassung der roten Kreatinin-Pikrinsäurefarblösung zu bewirken". Infolgedessen gelang es ihm nicht, bei Aceton enthaltendem Harn „zwei übereinstimmende Ablesungen zu machen; bei jeder folgenden Ablesung wurde die Höhe der Flüssigkeitssäule bedeutend höher gefunden" (S. 52). — Daß auch die Folinsche Methode, wie alle optischen Methoden, nicht im strengsten Sinne als völlig exakt bezeichnet werden kann, ist ebenfalls schon von Klercker[5]) hervorgehoben. Bei mir machte sich im Anfang stets die Art der Beleuchtung störend bemerkbar. Trotz einer Milchglasplatte als Reflektor gelang es mir bei direktem Sonnenlicht oft nicht, gleiche Farbenintensität zu erhalten. Auch in den späteren Nachmittagsstunden und bei dunklem Wetter überhaupt ließ sich die Einstellung bedeutend schwerer bewerkstelligen als in der Mittagszeit und bei klarem Himmel. Damit deshalb in dieser Hinsicht die Untersuchungen nicht wechselnden Einflüssen unterlägen, arbeitete ich stets bei verdunkeltem Fenster und ließ das Licht einer gleichmäßig hellleuchtenden Gasglühlampe, deren Schein gegen die Augen hin abgeblendet war, die Milchglasplatte des Colorimeters beleuchten.

### 3. Umwandlung des Kreatins in Kreatinin.

Während wir den Kreatiningehalt des Harns mittels der Folinschen Methode auf bequeme und dabei sehr genaue Art und Weise bestimmen können, sind von dem Kreatin bisher keine charakteristischen Eigenschaften bekannt, die seinen direkten qualitativen und quantitativen Nachweis im Harn gestatten. Folin[11]) gibt als erster eine Möglichkeit an, den Kreatingehalt des Harns zu bestimmen, indem er das Kreatin durch Kochen mit Salzsäure in Kreatinin überführt. Die Differenz in der Größe des Kreatiningehaltes vor und nach dem Kochen läßt dann einen Rückschluß zu auf die Menge des vorhanden gewesenen Kreatins, da 1 mg Kreatinin 1,16 mg Kreatin entspricht. Doch die große Schwierigkeit liegt hier in der quantitativen Überführung des Kreatins in Kreatinin. Lefmann[14]) hat wohl nicht mit Unrecht mit seiner Behauptung, daß „den Untersuchern die Umwandlung von Kreatin in Kreatinin stets Schwierigkeiten bot". Das zeigt schon die Tatsache, daß die verschiedenen Forscher verschiedene Säurekonzentrationen ausgeprobt haben, die für die quantitative Überführung am geeignetsten sein sollen. Folin[11]) und mit ihm Klercker[5]), Lefmann[14]) und Mellanby erhitzten den Harn mit der halben Menge n/1-HCl 3 Stunden auf 90° oder dem kochenden Wasserbade, Baur und Barschall mit $^1/_3$ Volumen Normalsalzsäure. Rothmann hält ebenso wie Gottlieb und Stangassinger eine Konzentration von 2,2% HCl am vorteilhaftesten, eine Methode, mit der Lefmann[14]) jedoch für die gesamte Kreatininmenge sogar noch geringere Werte erzielt als für das präformierte Kreatinin allein. Benedict und Myers[15]) bedienen sich der gleichen Menge n/1-HCl und erhitzen eine Viertelstunde im Autoklaven auf ca. 117°, Pekelharing[16]) wiederum setzt den Harn mit 2 Volumen Normalsalzsäure $^1/_2$ Stunde einer Temperatur von 115° aus. Jaffe erhielt bei 3stündigem Stehen der Lösung mit 2—2,5% HCl auf dem kochenden Wasserbade mit folgendem Eindampfen zur Trockne eine Umwandlung von 94,3%. Hoogenhuyze[8]) und Verploegh kochen zur Umwandlung des Kreatins in Kreatinin den Harn mit der doppelten Menge Normalsalzsäure 3 Stunden auf dem Wasserbade in einem Gefäß mit Rückflußkühler; beim Erhitzen mit der doppelten Menge n/1-Salzsäure im Autoklaven auf 117° C $^1/_2$ Stunde lang wurde ebenfalls „praktisch alles Kreatin in Kreatinin umgewandelt". Ich benutzte zunächst die Methode von Dorner[17]), der Kreatinlösungen mit 2 Volumen Normalsalzsäure 3—4 Stunden erhitzte und eine Umwandlung von 85—100% erhielt. Doch wenn schon Dorner angibt, „daß der Urin manchmal nach der Behandlung mit HCl geringere Kreatininwerte als ursprünglich zeigte, ohne daß Aceton vorhanden gewesen war", so kann ich diese Beobachtung vollauf bestätigen. Die in der Tabelle angegebenen Werte sind deshalb mit der Folinschen Methode erhalten: Ich erhitzte die entsprechende Menge Harn mit dem halben Volumen Normalsalzsäure in einem Becherglase 3 Stunden auf dem Wasserbade. Zur Trockne wurde nie eingedampft, da dann stets Verluste an Gesamtkreatinin eintraten. Nach dem Abkühlen wurde sorgfältig neutralisiert. Den Harn dann aus dem Becherglase in den Meßkolben zu spülen und darauf erst die Jaffesche Reaktion vorzunehmen, hielt ich nicht für zweckmäßig, denn ich glaube, beobachtet zu haben, daß durch das Hinzukommen der Spülflüssigkeit und die dadurch bedingte Verdünnung der Kreatininlösung die Reaktion beeinträchtigt wird. Ich nahm deshalb die Jaffesche Reaktion in dem Becherglase, in dem ich die Harnlösung mit HCl gekocht hatte, sogleich nach dem Erkalten und Neutralisieren der Flüssigkeit vor und spülte nun erst die Kreatinin-Pikrinsäurelösung in den Meßkolben. Wenigstens erhielt ich so bei mehreren mit demselben Harn vorgenommenen Versuchen genügend übereinstimmende Werte, während das nicht der Fall war, wenn ich die Jaffesche Reaktion mit der Kreatininlösung vornahm, die schon durch die Spülflüssigkeit verdünnt war. Aus der Differenz der colorimetrischen Werte, die man vor und nach der Behandlung mit Salzsäure erhält, kann man dann auch den Kreatinwert berechnen, indem man diese Differenz mit $\frac{131}{113} = 1{,}16$ multipliziert. Doch es ist selbstverständlich, daß man nur dann mit Sicherheit auf das Vorhandensein von Kreatin schließen kann, wenn die Bestimmung nach dem Erhitzen mit HCl mehr als 0,3 mm von dem vorher beobachteten Wert differiert, da ja nach den übereinstimmenden Literaturangaben ein Unterschied von 0,3 mm vollständig im Bereich der Fehlerquellen liegt. Ich habe auf diese Art im normalen Harn nie Kreatin feststellen können, regelmäßig dagegen während der Hungerperioden. Ich wage jedoch nicht zu behaupten, daß die Überführung des Kreatins in Kreatinin quantitativ erfolgte, sondern weise auf die Behauptung Dorners hin, daß „die Spaltung mittels HCl unkontrollierbare Werte liefert". — Auf einen Übelstand möchte ich auch noch hinweisen: bekanntlich nimmt der Harn beim Erhitzen mit Säuren eine tiefrotbraune Farbe an, eine Tatsache, auf die schon Folin[11] (S. 231) hinweist, die er aber und mit ihm eine Reihe von Untersuchern für die Reaktion wegen der starken Verdünnung nicht hinderlich hält. Weber[13]) dagegen untersuchte im Verein mit Forschbach genau den Einfluß der Verfärbung und fand, daß dadurch allein 0,4 g in der Tagesmenge an Kreatin vorgetäuscht werden können. Diese Beobachtung wäre dann auch ein wichtiger Grund mit, der die Jaffesche Reaktion für exakte Kreatinbestimmungen ungeeignet erscheinen läßt.

### 4. Die normale Kreatininausscheidung im Verlauf des Tages.

Da der Verlauf der Kreatininausscheidung während des Tages bisher nur unzureichend untersucht worden ist, so begann ich mit der Untersuchung dieser normalen Ausscheidung; denn ihre Kenntnis bildet die Grundlage für alle weiteren Versuche und läßt uns erst Verschiedenheiten in der Ausfuhr unter wechselnden Bedingungen erkennen. In der Lebensweise konnte ich größtenteils meine alte

Gewohnheit beibehalten: Um 7 Uhr stand ich auf, zum Kaffee um 8 Uhr wurden 2—3 Schnitten Brot mit Butter oder Marmelade verzehrt. Das Mittagessen um 1 Uhr setzte sich stets aus völlig kreatin-, d. h. fleischfreier Nahrung zusammen, um eine etwaige unberechenbare exogene Herkunft des Kreatinins mit Sicherheit auszuschließen. Dasselbe gilt von dem Abendessen, das um 8 Uhr eingenommen wurde. Zu Bett ging ich meistens zwischen 11 und 1 Uhr. Die Tagesstunden wurden abwechselnd im Laboratorium, im Kolleg oder in der Bibliothek zugebracht. Stärkere Körperbewegungen wurden mit Bedacht vermieden, ebenso alle andern Abweichungen von der regelmäßigen Lebensweise, die etwa einen Einfluß auf den Verlauf der Ausscheidung hätten haben können. Ich nahm davon Abstand, den Verlauf der Ausscheidung auch während der Nachtstunden zu verfolgen, da schon Rosemann[1]) bei Untersuchung der N-Ausscheidung auf die Schwierigkeit einer solchen Untersuchung zur Genüge hingewiesen hat. Ferner mag es auch immerhin fraglich erscheinen, ob die erhaltenen Werte ein Bild geben, das dem normalen Verlauf der Ausscheidung während der Nachtstunden entspricht, oder ob nicht die wiederholte Unterbrechung des Schlafes die Kreatininausscheidung beeinflussen kann. Die Ergebnisse, welche die Untersuchung der Ausscheidung im Verlauf des Tages ergab, sind in folgender Tabelle zusammengestellt.

Die Tagesmenge beträgt im Durchschnitt 1,311 g mit einem Maximum von 1,499 g am 14. I. und einem Minimum von 1,143 g am 18. I., so daß die Differenz zwischen der Maximal- und Minimalausscheidung nur 0,356 g beträgt oder 23,7% der Gesamtausscheidung. Es ist somit die Kreatininausscheidung an verschiedenen Tagen nicht allzu großen Schwankungen unterworfen. Legt man den Wert der Durchschnittsausscheidung = 1,311 g zugrunde, so beträgt der „Kreatininkoeffizient", der von Shaffer[6]) zuerst in die Literatur des Kreatinins eingeführt wurde und die Menge des ausgeschiedenen Kreatinins pro Kilogramm Körpergewicht angibt, bei einem Gewicht von 68 kg, 1,311 g : 68 = 19,3 mg. Die Nachtausscheidung, auf 2 Stunden im Durchschnitt berechnet, ist im allgemeinen (mit Ausnahme des 13. I.) geringer als die Ausfuhr in der vorhergehenden Periode von 9—11 Uhr abends, ist aber mit Ausnahme der 3 letzten Tage höher als die Ausscheidung in der ersten Periode des folgendes Tages. Vergleicht man die ausgeschiedene Kreatininmenge mit der Größe der Harnausscheidung, so erkennt man leicht die völlige Unabhängigkeit beider Werte. Am 1. Tage, dem 13. Januar, z. B. haben wir in der Periode von 7—9 Uhr vormittags bei einer Harnmenge von 80 ccm eine Kreatininausscheidung von 113,6 mg, die folgende Periode von 9—11 zeigt jedoch bei einer Verminderung der Harnmenge um 25% (Abnahme auf 60 ccm) sogar eine Vermehrung der Kreatininausfuhr von 113,6 auf 124,8 mg. Die

Tabelle I. *(—) bedeutet die Durchschnittsausscheidung für 2 Stunden.

| Tag | | 7—9 | 9—11 | 11—1 | 1—8 | 8—5 | 5—7 | 7—9 | 9—11 | 11—1 | 1—7 | Tagesmenge g |
|---|---|---|---|---|---|---|---|---|---|---|---|---|
| 13. I. | Kreatinin in mg | 118,6 | 124,8 | 109,85 | 108,0 | 131,14 | 128,0 | 139,92 | 107,0 | | 471,2 (117,8)* 0,124 880 | 1,418 |
| | „ „ % | 0,142 | 0,208 | 0,160 | 0,100 | 0,079 | 0,128 | 0,106 | 0,100 | | | |
| | Harn in ccm | 80 | 60 | 65 | 108 | 163 | 100 | 182 | 107 | | | |
| 14. I. | Kreatinin in mg | 82,5 | 145,80 | 98,3 | 147,0 | 117,6 | 117,6 | 106,5 | 139,2 | | 550,0 (178,5) 0,225 200 | 1,499 |
| | „ „ % | 0,150 | 0,108 | 0,156 | 0,084 | 0,084 | 0,147 | 0,218 | 0,282 | | | |
| | Harn in ccm | 55 | 135 | 60 | 175 | 140 | 80 | 50 | 60 | | | |
| 15. I. | Kreatinin in mg | 109,2 | 128,0 | 90,44 | 109,61 | 122,55 | 87,55 | 90,0 | 98,0 | | 387,0 (96,7) 0,129 300 | 1,218 |
| | „ „ % | 0,156 | 0,150 | 0,119 | 0,118 | 0,129 | 0,085 | 0,072 | 0,099 | | | |
| | Harn in ccm | 70 | 82 | 75 | 97 | 95 | 103 | 125 | 99 | | | |
| 16. I. | Kreatinin in mg | 95,14 | 132,0 | 98,6 | 111,80 | 120,12 | 78,0 | 80,4 | 125,75 | | 343,98 (85,99) 0,126 273 | 1,180 |
| | „ „ % | 0,142 | 0,100 | 0,104 | 0,067 | 0,156 | 0,104 | 0,067 | 0,129 | | | |
| | Harn in ccm | 67 | 132 | 90 | 167 | 77 | 75 | 120 | 97 | | | |
| 17. I. | Kreatinin in mg | 84,48 | 131,0 | 105,0 | 90,0 | 185,22 | 119,0 | 120,0 | 128,0 | | 375,18 (93,79) 0,169 222 | 1,382 |
| | „ „ % | 0,176 | 0,131 | 0,150 | 0,180 | 0,147 | 0,085 | 0,125 | 0,150 | | | |
| | Harn in ccm | 48 | 100 | 70 | 50 | 126 | 140 | 96 | 82 | | | |
| 18. I. | Kreatinin in mg | 88,35 | 121,5 | 111,2 | 104,86 | 127,17 | 97,68 | 77,76 | 95,4 | | 319,14 (79,78) 0,162 197 | 1,148 |
| | „ „ % | 0,155 | 0,150 | 0,139 | 0,098 | 0,081 | 0,111 | 0,162 | 0,159 | | | |
| | Harn in ccm | 57 | 81 | 80 | 107 | 157 | 88 | 48 | 60 | | | |
| 19. I. | Kreatinin in mg | 55,88 | 127,2 | 120,0 | 133,28 | 129,6 | 99,9 | 117,7 | 147,06 | 116,0 | 222,61 (74,20) 0,113 197 | 1,269 |
| | „ „ % | 0,254 | 0,818 | 0,150 | 0,098 | 0,081 | 0,111 | 0,214 | 0,258 | 0,290 | | |
| | Harn in ccm | 22 | 40 | 80 | 136 | 160 | 90 | 55 | 57 | 40 | | |
| 20. I. | Kreatinin in mg | 60,0 | 96,05 | 84,1 | 82,45 | 142,1 | 125,15 | 108,2 | 142,1 | | 492,1 (123,0) 0,182 370 | 1,884 |
| | „ „ % | 0,150 | 0,113 | 0,067 | 0,085 | 0,098 | 0,145 | 0,129 | 0,145 | | | |
| | Harn in ccm | 40 | 85 | 130 | 97 | 145 | 87 | 80 | 98 | | | |
| 21. I. | Kreatinin in mg | 100,5 | 139,0 | 129,0 | 189,65 | 144,06 | 142,74 | 106,82 | 124,32 | | 433,2 (108,3) 0,142 190 | 1,459 |
| | „ „ % | 0,150 | 0,278 | 0,258 | 0,183 | 0,147 | 0,117 | 0,109 | 0,222 | | | |
| | Harn in ccm | 67 | 50 | 50 | 105 | 98 | 122 | 98 | 56 | | | |
| 22. I. | Kreatinin in mg | 120,7 | 130,15 | 110,76 | 90,05 | 120,38 | 97,88 | 121,2 | 187,0 | | 336,0 (84,0) 0,150 224 | 1,264 |
| | „ „ % | 0,142 | 0,187 | 0,142 | 0,079 | 0,092 | 0,067 | 0,202 | 0,137 | | | |
| | Harn in ccm | 85 | 95 | 78 | 115 | 130 | 145 | 60 | 100 | | | |
| 23. I. | Kreatinin in mg | 90,0 | 145,0 | 129,01 | 123,75 | 186,71 | 97,98 | 87,12 | 108,54 | | 391,5 (97,9) 0,145 270 | 1,309 |
| | „ „ % | 0,150 | 0,145 | 0,183 | 0,125 | 0,147 | 0,142 | 0,262 | 0,162 | | | |
| | Harn in ccm | 60 | 100 | 97 | 99 | 98 | 69 | 33 | 67 | | | |

Tagesdurchschnitt: 1,311 g. Min. zu Max. = 1,148 g zu 1,499 g. Kreatininkoeffizient = 19,3 mg.

Unabhängigkeit der Kreatininausscheidung von der Harnmenge tritt besonders klar zutage, wenn man den Prozentgehalt des Harns an Kreatinin während der einzelnen Perioden vergleicht; denn die Konzentration schwankt durchaus nicht innerhalb nur enger Grenzen, sondern die Werte weichen ohne Regelmäßigkeit beträchtlich voneinander ab. Ein Minimum der Konzentration von 0,067% finden wir am 16. I. in der Periode von 7—9 Uhr nachmittags, ein Maximum des Prozentgehaltes haben wir am 21. Januar von 9—11 Uhr vormittags, wo wir eine Zunahme auf mehr als den vierfachen Betrag, nämlich auf 0,278% feststellen. Zwischen diesem Minimum und Maximum der Konzentration finden wir alle Grade der prozentualen Zusammensetzung ohne erkennbare Gesetzmäßigkeit. — Zum Vergleich mit meinen Untersuchungen gehe ich auf die Resultate früherer Untersucher hinsichtlich des Tagesausscheidung nur so weit ein, als diese den Harn von Personen untersuchten, die sich jeder Fleischkost während der Versuchsdauer enthielten. Auch habe ich es überall vermieden, die älteren Untersuchungen anzuführen, die mit der Neubauer-Salkowskischen Methode ausgeführt worden sind. Wird doch die Unsicherheit jener „Kreatininchlorzinkmethode" durch nichts besser charakterisiert, als durch die Angabe Salkowskis[18]): „Die Neubauersche Methode liefert nicht so genaue Resultate, wie man früher vielfach annahm — auch bei aller Sorgfalt und ohne einen erkennbaren Fehler kann sie, wie es scheint, gelegentlich mißlingen." Es wird uns daher das Urteil Klerckers[5]) verständlich: „Es dürfte von sehr geringem Interesse sein, näher auf diese älteren Untersuchungen einzugehen. Sie sind nämlich mit einer Methode ausgeführt, die nach der jetzigen Auffassung nicht als zuverlässig gelten kann." Zudem ist es ja auch notwendig, daß Resultate, die man miteinander vergleichen will, wenigstens nach der gleichen Methode gewonnen wurden.

Folin[19]) fand als erster aus seinen Untersuchungen die wichtige Tatsache heraus, daß „the amount of Kreatinin eliminated with the urine is for each individual practically a constant quantity, independent of the volume of the urine eliminated". Diese Tatsache erkennt man aus allen Tabellen der späteren Untersucher wieder.

Closson[20]) untersuchte die Kreatininausscheidung bei einem 38 jährigen Mann von 61,5 kg Körpergewicht, „who had tasted practically no meat, eggs or fish during the fifteen months previous to the days on which the following analyses were made". Seine Resultate sind in Tabelle II wiedergegeben. Das spez. Gewicht und die N-Ausfuhr, die Closson angibt, um die Unabhängigkeit der Stickstoffmenge von der Kreatininausscheidung darzutun, habe ich fortgelassen.

Die Untersuchung des Harns einer zweiten Versuchsperson, deren „diet at this time included cereals and cereal foods, legumes, fruits, vegetables, sugars, and milk products", sind in Tabelle III angeführt.

Closson[20]) gibt noch die Werte einer dritten Versuchsperson, „a joung physician, who had been accustomed for several years to an exclusive vegetarian regime", an. Ihr Gewicht betrug 57,2 kg. Es genügt wohl, wenn nur die Hauptwerte angegeben werden. Die Durchschnittsausscheidung der 14 Versuchstage betrug 1,10 g mit einem Minimum von 1,05 g und einem Maximum von 1,19 g. Der Kreatininkoeffizient berechnet sich auf 19,2 mg.

Tabelle II.

| Date 1904 | Volume cc | Creatinin grams | Date 1904 | Volume cc | Creatinin grams |
|---|---|---|---|---|---|
| April: 18. | 610 | 1,05 | April: 26. | 620 | 1,26 |
| „ 19. | 870 | 0,89 | „ 28. | 450 | 1,33 |
| „ 20. | 985 | 0,99 | „ 29. | 650 | 1,30 |
| „ 21. | 795 | 1,11 | „ 30. | 1260 | 1,36 |
| „ 22. | 1090 | 1,23 | May: 1. | 1060 | 1,15 |
| „ 23. | 970 | 1,12 | „ 2. | 610 | 1,23 |
| „ 24. | 810 | 0,94 | „ 3. | 650 | 1,17 |
| „ 25. | 850 | 1,29 | „ 4. | 870 | 1,26 |

Tagesdurchschnitt: 1,17 g. Min. zu Max. = 0,89 g zu 1,36 g. Kreatininkoeffizient = 19,0 mg.

Tabelle III.
Body-weight: 70 Kilos, age: thirty-two.

| Date 1904 | Volume cc | Creatinin grams | Date 1904 | Volume cc | Creatinin grams |
|---|---|---|---|---|---|
| April: 25. | 935 | 1,22 | May: 18. | 660 | 1,20 |
| „ 26. | 1000 | 1,31 | „ 19. | 905 | 1,20 |
| „ 27. | 1295 | 1,26 | „ 20. | 685 | 1,07 |
| „ 28. | 1425 | 1,30 | „ 21. | 1142 | 1,09 |
| „ 29. | 990 | 1,30 | „ 22. | 1055 | 1,02 |
| „ 30. | 1100 | 1,31 | „ 23. | 1053 | 1,09 |
| May: 1. | 1380 | 1,22 | „ 24. | 895 | 0,98 |

Tagesdurchschnitt: 1,18 g. Min. zu Max. = 0,98 g zu 1,31 g. Kreatininkoeffizient = 16,9 mg.

Man erkennt aus den Tabellen zunächst gleich „the constant output of creatinin", jedenfalls sind die Differenzen zwischen der Maximal- und Minimalausscheidung nur gering, nämlich 0,470 g, 0,330 g und 0,140 g, also im Durchschnitt 0,313 g pro die. Als Unterschied zwischen der Maximal- und Minimalausscheidung erhielt ich 0,356 g im Durchschnitt pro die. Es ist also zwischen beiden Resultaten kein großer Unterschied. Die angegebenen Werte zeigen ebenfalls in Übereinstimmung mit meinen Beobachtungen die völlige Unabhängigkeit der ausgeschiedenen Kreatininmenge von der Harnmenge. Z. B. enthalten in Tabelle II am 28. April 450 ccm Urin 1,33 g Kreatinin, während am 22. April 1090 ccm nur 1,23 g und am 30. April 1260 ccm Harn 1,36 g Kreatinin in Lösung haben. Der Kreatininkoeffizient beträgt bei den Untersuchungen Clossons 19 mg, 16,9 mg und 19,2 mg, bei meinen Versuchen beträgt er 19,3 mg. Shaffer[6]) gibt den Kreatininkoeffizienten „by strictly normal individuals" zwischen 7 und 11 mg „creatininnitrogen" an, was einer Kreatininmenge von ca. 18,8—29,5 mg entsprechen würde, da der N-Gehalt des Kreatinins 37,2% beträgt. Closson hat zwar, wie aus Tabelle III ersichtlich ist, einen Kreatininkoeffizienten von nur 16,9 mg beobachtet, der also unter der Grenze liegt, die Shaffer als normal angibt, doch da die Versuchsperson als völlig normal beschrieben wird, werden wir diesen Wert wohl ebenfalls als völlig normal ansehen müssen. Zusammenfassend kann man sagen, daß Clossons Resultate in bezug auf die Tagesausscheidung mit meinen gut übereinstimmen.

Tabelle IV.
* (—) bedeutet die Durchschnittsausscheidung für 2 Std.

| Januar Tag | Kreatininausscheidung in mg. | | | | | | | | |
|---|---|---|---|---|---|---|---|---|---|
| | 7—9 | 9—11 | 11—1 | 1—3 | 3—5 | 5—7 | 7—9 | 9—11 | 11—7 |
| 13. | 113,60 | 124,80 | 109,85 | 108,00 | 131,14 | 126,00 | 139,92 | 107,00 | 471,20* (117,80) |
| 14. | 82,50 | 145,80 | 93,60 | 147,00 | 117,60 | 117,60 | 106,50 | 139,20 | 550,00 (137,50) |
| 15. | 109,20 | 123,00 | 90,44 | 109,61 | 122,55 | 87,55 | 90,00 | 98,00 | 387,00 (96,70) |
| 16. | 95,14 | 132,00 | 93,60 | 111,89 | 120,12 | 78,00 | 80,40 | 125,75 | 343,98 (85,99) |
| 17. | 84,48 | 131,00 | 105,00 | 90,00 | 185,22 | 119,00 | 120,00 | 123,00 | 375,18 (97,79) |
| 18. | 88,35 | 121,50 | 111,20 | 104,86 | 127,17 | 97,68 | 77,76 | 95,40 | 319,14 (79,78) |
| 19. | 55,88 | 127,20 | 120,00 | 133,28 | 122,60 | 99,90 | 117,70 | 147,06 | 338,61 (84,65) |
| 20. | 60,00 | 96,05 | 84,10 | 82,45 | 142,10 | 126,15 | 103,20 | 142,10 | 492,10 (123,00) |
| 21. | 100,50 | 139,00 | 129,00 | 139,65 | 144,06 | 142,74 | 106,82 | 124,32 | 433,20 (108,30) |
| 22. | 120,70 | 130,15 | 110,76 | 90,05 | 120,38 | 97,88 | 121,20 | 137,00 | 336,00 (84,00) |
| 23. | 90,00 | 145,00 | 129,01 | 123,75 | 136,71 | 97,98 | 87,12 | 108,54 | 391,50 (97,90) |
| Sa. | 1000,35 | 1415,50 | 1176,56 | 1240,54 | 1476,65 | 1190,48 | 1150,62 | 1347,37 | 4437,91 (1109,41) |
| : 11 | 90,94 | 128,68 | 106,96 | 112,78 | 134,24 | 108,23 | 104,60 | 122,49 | 403,45 (100,86) |
| Min. | 55,88 | 96,05 | 84,10 | 82,45 | 117,60 | 78,00 | 77,76 | 85,40 | (79,78) |
| Max. | 120,70 | 145,80 | 129,01 | 147,00 | 185,22 | 142,74 | 139,92 | 147,06 | (137,50) |

mit besonderer Berücksichtigung des Einflusses der Muskelarbeit. 137

Vergleicht man nun in Tabelle I die Ausscheidungen während der zweistündigen Zeitabschnitte miteinander, so erkennt man unschwer trotz der mitunter erheblichen Schwankungen in der periodischen Ausscheidung eine deutliche Gesetzmäßigkeit. Es zeigt sich vormittags ein konstantes Maximum von 9—11 Uhr, nachmittags ein solches von 3—5 Uhr, das jedoch am 14. und 19. Januar schon eine Periode früher fällt. In den Abendstunden läßt sich dann eine dritte vermehrte Ausscheidung erkennen, die von 9—11 Uhr zutage tritt, die sich aber am 13. Januar schon 2 Stunden früher zeigt. Es sei hier nochmals hervorgehoben daß die Maximalausscheidungen durchaus nicht durch eine vermehrte Harnabsonderung bedingt sind. — Die Gesetzmäßigkeit der Ausscheidung tritt vielleicht besonders klar hervor, wenn wir uns aus den Durchschnittsausscheidungen der entsprechenden Perioden im Verlauf der normalen Tage einen „Normaltag" zusammenstellen, wie es in Tabelle IV geschehen ist.

Tabelle V.
* (—) bedeutet die prozentuale Ausscheidung berechnet für 2 Std.

| Januar Tag | Kreatininmenge in Prozent der Gesamttagesausscheidung: | | | | | | | | |
|---|---|---|---|---|---|---|---|---|---|
| | 7—9 | 9—11 | 11—1 | 1—3 | 3—5 | 5—7 | 7—9 | 9—11 | 11—7 |
| 13. | 8,0% | 8,8 | 7,7 | 7,6 | 9,2 | 8,9 | 9,9 | 7,7 | 33,2* (8,3) |
| 14. | 5,5% | 9,7 | 6,3 | 9,8 | 7,9 | 7,8 | 7,1 | 9,3 | 36,6 (9,2) |
| 15. | 9,0% | 10,1 | 7,4 | 8,9 | 10,1 | 7,2 | 7,4 | 8,1 | 31,8 (7,9) |
| 16. | 8,1% | 11,2 | 7,9 | 9,5 | 10,2 | 6,6 | 6,8 | 10,6 | 29,1 (7,3) |
| 17. | 6,3% | 9,8 | 7,9 | 6,8 | 13,9 | 8,9 | 9,0 | 9,2 | 28,2 (7,0) |
| 18. | 7,8% | 10,6 | 9,7 | 9,1 | 11,1 | 8,6 | 6,8 | 8,4 | 27,9 (6,9) |
| 19. | 4,4% | 10,0 | 9,4 | 10,5 | 10,2 | 7,9 | 9,3 | 11,6 | 26,7 (6,7) |
| 20. | 4,6% | 7,2 | 6,4 | 6,2 | 10,7 | 9,5 | 7,8 | 10,7 | 36,9 (9,2) |
| 21. | 6,8% | 9,5 | 8,8 | 9,6 | 9,9 | 9,8 | 7,3 | 8,5 | 29,8 (7,4) |
| 22. | 9,5% | 10,3 | 8,8 | 7,1 | 9,5 | 7,8 | 9,5 | 10,9 | 26,6 (6,6) |
| 23. | 6,8% | 11,1 | 9,9 | 9,4 | 10,5 | 7,5 | 6,6 | 8,3 | 29,9 (7,5) |
| Sa. | 76,8 | 118,3 | 90,2 | 94,5 | 113,2 | 90,5 | 87,5 | 103,3 | 336,7 (84,0) |
| : 11 | 7,0 | 9,8 | 8,2 | 8,6 | 10,3 | 8,2 | 7,9 | 9,4 | 30,6 (7,6) |
| Min. | 4,4 | 7,2 | 6,3 | 6,2 | 7,9 | 6,6 | 6,8 | 7,7 | (6,6) |
| Max. | 9,5 | 11,2 | 9,9 | 10,5 | 10,7 | 9,8 | 9,9 | 11,6 | (9,2) |

Die vermehrte Kreatininausscheidung in der Periode von 9—11 Uhr vormittags und von 3—5 und 9—11 Uhr nachmittags fällt sofort in die Augen. Das Maximum der Ausscheidung in denselben Zeitabschnitten, das in der letzten Reihe angegeben ist, ist auch schon in den Perioden von 1—3 und von 7—9 Uhr nachmittags ziemlich hoch, weil am 13. und 14. Januar das Maximum der Ausfuhr zwei Stunden früher als gewöhnlich, also in die Zeit von 1—3, resp. von 7—9 Uhr fällt.

Um die Größe der zweistündig ausgeschiedenen Kreatininmengen in bezug auf die Gesamttagesausscheidung festzustellen, setzte ich diese gleich 100 und berechnete dementsprechend die prozentuale Ausfuhr zweier Stunden, wie es in Tabelle V geschehen ist.

Es ist ersichtlich, daß in der Zeit von 9—11 Uhr vormittags und in der Zeit von 3—5 und 9—11 Uhr nachmittags, also in 6 Stunden fast ein Drittel der gesamten Kreatininmenge, die während 24 Stunden ausgeschieden wird, im Harn erscheint.

Auch von früheren Forschern ist die Kreatininausscheidung im Verlauf des Tages untersucht worden. Es sei zunächst Klercker erwähnt, der, ,,um die Variation in der Kreatininausscheidung während des Tages kennenzulernen, mehrmals des Tages, in jeder gelassenen Harnportion" das Kreatinin colorimetrisch bestimmte. Aus der ausgeschiedenen Kreatininmenge berechnete er die Durchschnittsausfuhr für eine Stunde, und er kam zu dem Resultat, daß die ,,stündliche Kreatininausscheidung während der verschiedenen Abschnitte des Tages mäßige Schwankungen zeigt, die jedoch keine Regelmäßigkeit darzubieten scheinen." Da Klercker gleichzeitig die exogene Herkunft des Kreatinins, also den Übergang des Nahrungskreatins (Fleisch) in den Harn untersucht, kann ich seine Tabelle hier nicht vollständig wiedergeben, sondern muß jene Tage, an denen keine kreatin- und kreatininfreie Kost genossen wurde, fortlassen.

Um die Ergebnisse aus der vorstehenden Tabelle deutlicher zu machen, habe ich die Tagesmenge und die Werte unterhalb der Tabelle aus den Angaben Klerckers hinzuberechnet. Man sieht, daß trotz der auffallenden Übereinstimmung der Tagesmengen die stündliche Ausfuhr durchaus nicht nur ,,mäßigen Schwankungen" unterworfen ist. Denn einem Minimum von 0,059 g steht eine Maximalausscheidung von fast der doppelten Größe, nämlich von 0,106 g gegenüber, wir haben also eine Mehrausfuhr von 47%. Auch in zwei aufeinanderfolgenden Untersuchungsperioden kann die Schwankung nicht unbeträchtlich sein. Wir sehen z. B. am 9. Oktober in der ersten Periode eine Durchschnittsausscheidung pro Stunde von 0,106 g, die in der folgenden Periode auf 0,066 g sinkt, also 40 % niedriger ist. Am 13. Oktober finden wir in der ersten Untersuchungsperiode 0,103 g pro Stunde im Durchschnitt ausgeschieden, in der folgenden jedoch nur 0,083 g,

## Tabelle VI.

| Datum Oktober | Tagesstunde | Harn ccm | Präformiertes Kreatinin absolut | Präformiertes Kreatinin pro Stunde | Tagesmenge g |
|---|---|---|---|---|---|
| 6. | 7⁰⁰ vm. | 430 | 0,89 | 0,081 | — |
|  | 1³⁰ nm. | 230 | 0,44 | 0,068 |  |
|  | 6³⁰ ,, | 183 | 0,36 | 0,060 |  |
|  | 9³⁰ ,, | 79 | 0,20 | 0,066 |  |
| 7 | 7⁰⁰ vm. | 545 | 0,73 | 0,076 | 1,73 |
| 8. | 10⁰⁰ vm. | 78 | 0,21 | 0,076 |  |
|  | 2⁰⁰ nm. | 144 | 0,31 | 0,077 |  |
|  | 5¹⁵ ,, | 85 | 0,23 | 0,070 |  |
|  | 8⁰⁰ ,, | 95 | 0,19 | 0,069 |  |
|  | 11⁰⁰ ,, | 122 | 0,25 | 0,083 |  |
| 9. | 7⁰⁰ vm. | 246 | 0,54 | 0,068 | 1,73 |
| 9. | 9¹⁰ vm. | 94 | 0,23 | **0,106** |  |
|  | 1¹⁵ nm. | 183 | 0,27 | 0,066 |  |
|  | 4¹⁵ ,, | 228 | 0,23 | 0,076 |  |
|  | 8⁰⁰ ,, | 195 | 0,29 | 0,077 |  |
|  | 11²⁰ ,, | 101 | 0,22 | 0,066 |  |
| 10. | 7⁰⁰ vm. | 226 | 0,49 | 0,063 | 1,73 |
| 13. | 7³⁰ vm. | 455 | 0,66 | 0,069 | — |
| 13. | 10⁰⁰ vm. | 170 | 0,31 | 0,103 |  |
|  | 1⁰⁰ nm. | 308 | 0,25 | 0,083 |  |
|  | 4⁰⁰ ,, | 268 | 0,24 | 0,080 |  |
|  | 7⁰⁰ ,, | 198 | 0,20 | 0,067 |  |
|  | 9⁴⁰ ,, | 82 | 0,17 | 0,064 |  |
| 14. | 7⁰⁰ vm. | 560 | 0,55 | **0,059** | 1,72 |
| 17. | 7⁰⁰ vm. | 500 | 0,50 | 0,063 | — |
| 17. | 10⁰⁰ vm. | 134 | 0,25 | 0,083 |  |
|  | 1³⁰ nm. | 282 | 0,27 | 0,077 |  |
|  | 4⁴⁵ ,, | 320 | 0,26 | 0,080 |  |
|  | 8¹⁵ ,, | 191 | 0,27 | 0,077 |  |
|  | 11³⁰ ,, | 161 | 0,23 | 0,071 |  |
| 18. | 7¹⁵ vm. | 580 | 0,48 | 0,062 | 1,76 |

Durchschnitt: 0,074 g, Maximum 0,106 g, Minimum 0,059 g pro Stunde. Differenz: 0,047 g = 47%.

also eine Differenz von 20%. — Es fragt sich nun, ob diese doch immerhin beträchtlichen Schwankungen wirklich „keine Regelmäßigkeit darzubieten scheinen". Ich glaube, daß sich diese Frage nach den Ergebnissen Klerckers kaum beantworten läßt: denn dafür ist einerseits die Zahl der Untersuchungstage zu gering, andererseits sind ferner die Untersuchungsperioden zu unregelmäßig gewählt und zum Teil zu lang, denn gerade der Nachweis von Regelmäßigkeiten in der Ausscheidung erfordert die Einhaltung von kurzen Zeitabschnitten, die natürlich Tag für Tag dieselben sein müssen. Daß bei der

Untersuchung in zu langen Zeiträumen auch die Umrechnung pro Stunde ungenaue und sogar unrichtige Resultate, d. h. von der Wirklichkeit völlig abweichende Werte, geben kann, ist erklärlich, wenn man bedenkt, daß ja die Unregelmäßigkeiten der Ausfuhr darin bestehen, daß auf eine Mehrausscheidung eine geringere Ausfuhr folgt, deren regelmäßige Wiederkehr wir bei der Wahl zu langer Untersuchungsperioden natürlich nicht bemerken und daher bei der Berechnung pro Stunde nicht berücksichtigen können.

Um meine Ergebnisse mit den Untersuchungen Klerckers besser vergleichen zu können, habe ich die in Tabelle I angegebenen Kreatininmengen pro Stunde und in Gramm umgerechnet und in Tabelle VII zusammengestellt. Zuvor sei aber noch darauf hingewiesen, daß auch aus Tabelle VI in Übereinstimmung mit den früher erwähnten Untersuchern die geringe Abweichung in der Menge der Gesamttagesausscheidungen und die völlige Unabhängigkeit der Harnmenge von der Kreatininmenge hervorgeht.

Tabelle VII.

| Tag Januar | Kreatininmenge in g und pro Std. in der Periode von: | | | | | | | | | Tagesmenge in g |
|---|---|---|---|---|---|---|---|---|---|---|
| | 7—9 | 9—11 | 11—1 | 1—3 | 3—5 | 5—7 | 7—9 | 9—11 | 11—7 | |
| 13. | 0,056 | 0,062 | 0,054 | 0,054 | 0,065 | 0,063 | **0,069** | 0,053 | 0,058 | 1,418 |
| 14. | 0,041 | 0,072 | 0,046 | **0,073** | 0,058 | 0,058 | 0,053 | 0,069 | 0,068 | 1,499 |
| 15. | 0,054 | 0,061 | 0,045 | 0,054 | 0,061 | 0,043 | 0,045 | 0,049 | 0,048 | 1,218 |
| 16. | 0,047 | 0,066 | 0,046 | 0,055 | 0,060 | 0,039 | 0,040 | 0,062 | 0,042 | 1,180 |
| 17. | 0,042 | 0,065 | 0,052 | 0,045 | 0,092 | 0,059 | 0,060 | 0,061 | 0,046 | 1,332 |
| 18. | 0,044 | 0,060 | 0,055 | 0,052 | 0,063 | 0,048 | 0,038 | 0,047 | 0,039 | 1,143 |
| 19. | 0,027 | 0,063 | 0,060 | **0,066** | 0,064 | 0,049 | 0,058 | 0,073 | 0,042 | 1,269 |
| 20. | 0,030 | 0,048 | 0,042 | 0,041 | 0,071 | 0,063 | 0,051 | 0,071 | 0,061 | 1,334 |
| 21. | 0,050 | 0,069 | 0,064 | 0,069 | 0,072 | 0,071 | 0,053 | 0,062 | 0,054 | 1,459 |
| 22. | 0,060 | 0,065 | 0,055 | 0,045 | 0,060 | 0,048 | 0,060 | 0,068 | 0,042 | 1,264 |
| 23. | 0,045 | 0,072 | 0,064 | 0,061 | 0,068 | 0,048 | 0,043 | 0,054 | 0,048 | 1,309 |

Durchschnitt pro Tag: 1,311 g. Durchschnitt pro Std.: 0,056 g. Min. zu Max.: 0,027 g zu 0,092 g. Differenz: 0,065 g = 71%.

Die stündliche Durchschnittsausscheidung beträgt 0,056 g, während dieselbe bei Klercker entsprechend der größeren durchschnittlichen Tagesausscheidung von 1,73 g 0,074 g beträgt. Der Unterschied zwischen der für die Stunde berechneten Maximal- und Minimalausscheidung beträgt nach meinen Untersuchungen 0,065 g gleich 71%, bei Klercker nur 47%. Doch man sieht aus beiden Größen, die nicht unbeträchtlichen Schwankungen, auch in den stündlich berechneten Kreatininausscheidungen. Während wir jedoch bei Klercker eine Regelmäßigkeit in den Schwankungen infolge der unregelmäßig gewählten Untersuchungsperioden nicht feststellen können, erkennen wir aus Tabelle VII, wie trotz aller Unregelmäßigkeiten sich Maximalausscheidungen von 9—11 Uhr vormittags und von 3—5 Uhr und von 9—11 Uhr nachmittags finden. Eine Ausnahme machen der 13. Januar, an dem die Abenderhebung eine Periode früher fällt, und der 14. und 19. Januar, an denen die erste Nachmittagserhebung sich statt von 3—5 Uhr schon von 1—3 Uhr findet.

Auch Shaffer[6]) untersuchte den Harn in kürzeren Zeitabschnitten, „to learn the extent of variation during various periods in the twenty four hours", und er kommt zu dem Ergebnis: „The amount excreted by any individual is constant not only form day to day but form hour to hour." Die erste der drei Tabellen Shaffers sei hier wiedergegeben:

Tabelle VIII.
Net weight 62,5 kg.

| Time | No. of hours | Urine per hour cc | Kreatinin per hour gm | Time | No. of hours | Urine per hour cc | Kreatinin per hour gm |
|---|---|---|---|---|---|---|---|
| 8—10 a. m. | 2.0 | 39 | 0,066 | 8—11$^{30}$ a. m. | 3.5 | 31 | 0,065 |
| 10—12 ,, | 2.0 | 30 | 0,062 | 11$^{30}$—2$^{30}$ p. m. | 3.0 | 46 | 0,066 |
| 12—2 p. m. | 2.0 | 27 | 0,057 | 2$^{30}$—4$^{30}$ ,, | 2.0 | 49 | 0,061 |
| 2—4 ,, | 2.0 | 25 | 0,065 | 4$^{30}$—11$^{10}$ ,, | 6.67 | 39 | 0,062 |
| 7—9$^{15}$ a. m. | 2.25 | 50 | 0,068 | 11$^{10}$—8$^{20}$ a. m. | 9.17 | 24 | 0,059 |
| 9$^{15}$—11$^{30}$ ,, | 2.25 | 79 | 0,066 | 8$^{20}$—11$^{30}$ ,, | 3.17 | 26 | 0,065 |
| 11$^{30}$—1$^{30}$ p. m. | 2.0 | 63 | 0,061 | 11$^{30}$—12$^{45}$ p. m. | 1.25 | 220! | 0,068 |
| 1$^{30}$—3$^{30}$ ,, | 2.0 | 67 | 0,062 | 12$^{45}$—2$^{45}$ ,, | 2.0 | 60 | 0,061 |
| 3$^{30}$—5 ,, | 1.5 | 46 | 0,059 | 2$^{45}$—4$^{15}$ ,, | 1.5 | 202! | 0,063 |
| 5—7 ,, | 2.0 | 72 | 0,064 | 4$^{15}$—5 ,, | 0.75 | 930!! | 0,063 |
| 7—9$^{30}$ a. m. | 2.5 | 54 | 0,063 | 5—5$^{30}$ ,, | 0.5 | 934! | 0,054 |
| 9$^{30}$—11$^{30}$ ,, | 2.0 | 67 | 0,065 | 5$^{30}$—6$^{30}$ ,, | 1.0 | 757! | 0,058 |
| 11$^{30}$—2 p. m. | 2.5 | 45 | 0,061 | 6$^{30}$—12 ,, | 5.5 | 111! | 0,053 |
| 2—4 ,, | 2.0 | 54 | 0,063 | 12—9 a. m. | 9.0 | 55 | 0,056 |
| 4—6 ,, | 2.0 | 58 | 0,062 | 9—11$^{15}$ ,, | 2.25 | 60 | 0,062 |
| 9$^{15}$—10$^{50}$ ,, | 1.58 | 45 | 0,065 | 11$^{15}$—12$^{45}$ p. m. | 1.5 | 32 | 0,066 |
| 10$^{50}$—3$^{40}$ a. m. | 4.83 | 31 | 0,064 | 12$^{45}$—4$^{30}$ ,, | 3.75 | 57 | 0,068 |
| 3$^{40}$—5$^{30}$ ,, | 1.83 | 33 | 0,062 | 4$^{30}$—6 ,, | 1.5 | 124 | 0,064 |
| 5$^{30}$—8 ,, | 2.5 | 40 | 0,062 | | | | |

Maximum 0,068 g } pro Std.
Minimum 0,053 g }
Differenz: 0,015 = 22,1 %.

Average Kreatinin 0,0625 gm.
(or 1,0 mg per Kg per hour.)

Meiner Ansicht nach sind die Differenzen in den stündlichen Ausscheidungen doch nicht so unbeträchtlich, daß man die Ausscheidung als konstant bezeichnen könnte. Denn der Unterschied zwischen der Maximal- und Minimalausfuhr beträgt doch immerhin über $^1/_5$ der Gesamtausscheidung, nämlich 22,1%. Je länger natürlich die Untersuchungsperioden sind, um so mehr müssen sich die Unterschiede ausgleichen, da die Mehrausscheidungen stets durch Minderausfuhren kompensiert werden. In der ersten Rubrik der Tabelle VIII hält Shaffer zweistündige Perioden ein. Wir finden da z. B. von 12—2 nachmittags eine Ausscheidung von 0,057 g, in der folgenden Harnmenge eine solche von schon 0,065 g, also eine Differenz von 13%, die doch bei der an sich schon geringen Menge von Kreatinin, die wir im Harn ausscheiden, ins Gewicht fallen dürfte. Wie bei Klercker lassen sich auch bei Shaffer aus demselben Grunde Gesetzmäßigkeiten in den Schwankungen nicht erkennen; denn die Untersuchungszeiten, die zwischen einer halben und 9 Stunden wahllos schwanken, sind zu unregelmäßig. Da Shaffer diese Untersuchungen nicht auf vollständige Tage ausdehnt und abgrenzt, lassen sich die Schwankungen in den stündlichen Ausfuhren auch nicht mit denen der Gesamttagesausscheidungen vergleichen, da sich die letzteren aus den angegebenen Werten nicht berechnen lassen. Zum Schluß sei nochmals auf die auch bei Shaffer hervortretende vollständige Unabhängigkeit der Kreatininausscheidung von dem Harnvolumen hingewiesen. Auch in der zweitletzten Rubrik der Tabelle, wo infolge der Einnahme eines Diureticums und starken Wassertrinkens die Harnmenge auf das 10—40fache der Vorperioden steigt, läßt sich keine Zunahme der Kreatininausscheidung auch nur andeutungsweise konstatieren.

Zusammenfassend kann man sagen, daß die Zahlenwerte Klerckers und Shaffers mit meinen Beobachtungen durchaus nicht in Widerspruch stehen; denn aus den Tabellen geht hervor, daß die stündliche Ausscheidung doch mehr oder minder großen Schwankungen unterworfen ist. Vermochten jene Untersucher auch nicht infolge der ungünstigen Anordnung ihrer Versuche eine Gesetzmäßigkeit in den Schwankungen zu erkennen, so geht doch aus meinen Untersuchungen zur Genüge hervor, daß jene Variationen in der stündlich ausgeschiedenen Kreatininmenge durchaus nicht so unregelmäßig sind, wie sie auf den ersten Blick erscheinen, sondern daß sie bestimmten Gesetzmäßigkeiten unterworfen sind, deren Beeinflussung noch zu untersuchen sein wird.

5. Einfluß der Nahrung auf die Maximalausscheidungen.

Da sich die Erhebungen in der Ausscheidung im Anschluß an die drei Hauptmahlzeiten finden, lag es nahe, die Nahrungsaufnahme als Grund für die vermehrte Ausscheidung anzusehen. Ich ließ daher in einer zweiten Versuchsreihe von 5 Tagen das Frühstück fortfallen, um zu sehen, ob etwa die Morgenerhebung beeinflußt würde. Im übrigen war die Lebensweise während des Tages genau dieselbe wie in den vorhergehenden Versuchen.

Man erkennt aus Tabelle IX keine Veränderung der Kreatininausscheidung durch das Fehlen des Frühstücks. Die Maximalausscheidung von 9—11 Uhr vorm. bleibt nach wie vor bestehen. Sie beträgt im Durchschnitt 120,06 mg oder 9,3% der Tagesausscheidung. Wir haben also keine nennenswerte Abweichung von der entsprechenden Ausscheidung an den normalen Tagen, die nach Tabelle IV und V von 9—11 Uhr vorm. 128,68 mg oder 9,8% der Tagesausscheidung ausmacht. — Im übrigen bestätigt diese Tabelle vollständig die Resultate aus Tabelle I: Die Harnmenge hat keinen Einfluß auf die Kreatininausfuhr, die durchschnittliche Tagesausscheidung beträgt 1,298 g, in Tabelle I etwas mehr, nämlich 1,311 g; der Kreatininkoeffizient berechnet sich aus Tabelle IX auf 19,1 mg, aus Tabelle I auf 19,3 mg.

Tabelle IX.
*(—) = Durchschnittsausscheidung für 2 Stunden.

| Tag | | 7—9 | 9—11 | 11—1 | 1—3 | 3—5 | 5—7 | 7—9 | 9—11 | 11—7 | Tagesmenge g |
|---|---|---|---|---|---|---|---|---|---|---|---|
| 24. I. | Kreatinin mg | 110,16 | 132,68 | 110,70 | 104,00 | 131,04 | 110,76 | 130,20 | 155,52 | 457,52 (114,38)* | 1,442 |
| | ,, % | 0,162 | 0,107 | 0,123 | 0,104 | 0,104 | 0,142 | 0,070 | 0,081 | 0,266 | |
| | Harn in ccm | 68 | 124 | 90 | 100 | 126 | 78 | 186 | 192 | 172 | |
| 25. I. | Kreatinin mg | 104,00 | 133,11 | 110,00 | 76,80 | 113,4 | 107,12 | 90,00 | 145,60 | 425,70 (106,40) | 1,305 |
| | ,, % | 0,104 | 0,153 | 0,100 | 0,064 | 0,162 | 0,104 | 0,150 | 0,112 | 0,129 | |
| | Harn in ccm | 100 | 87 | 110 | 120 | 70 | 103 | 60 | 130 | 330 | |
| 26. I. | Kreatinin mg | 95,4 | 105,00 | 84,0 | 102,82 | 156,06 | 110.0 | 106,4 | 137,61 | 383,4 (95,85) | 1,280 |
| | ,, % | 0,106 | 0,150 | 0,070 | 0,106 | 0,153 | 0,100 | 0,133 | 0,039 | 0,142 | |
| | Harn in ccm | 90 | 70 | 120 | 97 | 102 | 110 | 80 | 99 | 270 | |
| 27. I. | Kreatinin mg | 90,3 | 114,75 | 83,4 | 98,0 | 131,9 | 106,0 | 85,05 | 144,45 | 402,8 (100,7) | 1,256 |
| | ,, % | 0,129 | 0,153 | 0,139 | 0,070 | 0,129 | 0,106 | 0,081 | 0,135 | 0,106 | |
| | Harn in ccm | 70 | 75 | 60 | 140 | 110 | 100 | 105 | 107 | 380 | |
| 28. I. | Kreatinin mg | 90,0 | 114,75 | 65,28 | 78,0 | 119,0 | 90,3 | 82,8 | 139,5 | 429,59 (107,39) | 1,209 |
| | ,, % | 0,150 | 0,153 | 0,064 | 0,065 | 0,070 | 0,129 | 0,069 | 0,150 | 0,133 | |
| | Harn in ccm | 60 | 75 | 102 | 120 | 170 | 70 | 120 | 93 | 323 | |

Durchschnittliche Tagesausscheidung = 1,298 g
Kreatininkoeffizient = 19,1 mg

Durchschnittsausscheidung von 9—11 Uhr vorm. = 120,06 mg = 9,3% der Tagesausscheidung.

Es wäre dann noch denkbar gewesen, daß die Abenderhebung von 9—11 Uhr nachm. in Beziehung stehen könnte zu dem Abendessen. Ich nahm daher an den nächsten Versuchstagen kein Abendessen zu mir, sonst veränderte ich meine Lebensweise nicht.

Aus den Werten dieser Tabelle ergibt sich nicht, daß durch das Fehlen einer Abendmahlzeit die Erhebung in den Abendstunden beeinflußt wäre. Die Durchschnittsausscheidung von 9—11 Uhr nachm. beträgt im Durchschnitt 134,55 mg, also 10,6% der Tagesausscheidung, sie liegt demnach vollständig innerhalb der normalen Werte, die in Tabelle IV und V mit 95,40 mg bis 147,06 mg = 7,7 — 11,6% der Tagesmenge angegeben sind. Eine nachträgliche Einwirkung auf die

Morgenerhebung läßt sich ebensowenig nachweisen. Von 9—11 Uhr vorm. werden bei diesen Versuchen durchschnittlich 117,58 mg = 9,3% der Tagesausfuhr ausgeschieden, während an den normalen Tagen eine durchschnittliche Ausscheidung von 128,698 mg = 9,8% beobachtet wurde. Wir haben mithin keine merkliche Veränderung. Am 3. Februar allerdings sehen wir die Abenderhebung zwei Stunden früher als gewöhnlich auftreten. Doch diese Verschiebung findet sich auch einmal in Tabelle I an den normalen Tagen. Zudem ist die Differenz so gering, daß ich diese Abweichung nicht durch das Fehlen des Abendessens erklären möchte.

Tabelle X.

* (—) = Durchschnittsausscheidung für 2 Stunden.

| Tag | | 7—9 | 9—11 | 11—1 | 1—3 | 3—5 | 5—7 | 7—9 | 9—11 | 11—1 | 1—7 | Tagesmenge g |
|---|---|---|---|---|---|---|---|---|---|---|---|---|
| 30. I. | Kreatinin mg | 95,40 | 107,10 | 75,00 | 77,20 | 129,32 | 105,00 | 107,03 | 137,70 | | 445,41 (111,35) | 1,279 |
| | „ % Harn in ccm | 0,106 90 | 0,153 70 | 0,150 50 | 0,081 120 | 0,106 122 | 0,070 150 | 0,139 77 | 0,153 90 | | 0,147 303 | |
| 31. I. | Kreatinin mg | 103,74 | 122,55 | 110,49 | 102,0 | 130,95 | 97,30 | 93,50 | 152,88 | | 371,0 (92,5) | 1,284 |
| | „ % Harn in ccm | 0,133 78 | 0,129 95 | 0,129 87 | 0,100 102 | 0,135 97 | 0,139 70 | 0,085 110 | 0,156 98 | | 0,106 350 | |
| 2. II. | Kreatinin mg | 60,48 | 115,5 | 102,82 | 121,68 | 137,36 | 130,2 | 125,46 | 145,6 | 101 | 299,52 (99,84) | 1,349 |
| | „ % Harn in ccm | 0,063 96 | 0,150 77 | 0,106 97 | 0,104 117 | 0,068 202 | 0,062 210 | 0,153 82 | 0,112 130 | 0,202 50 | 0,156 192 | |
| 3. II. | Kreatinin mg | 110,39 | 109,65 | 66,56 | 101,25 | 104,25 | 91,74 | 113,88 | 111,78 | | 398,52 (99,63) | 1,208 |
| | „ % Harn in ccm | 0,133 83 | 0,129 85 | 0,012 520! | 0,067 150 | 0,069 150 | 0,139 66 | 0,156 73 | 0,162 69 | | 0,162 246 | |
| 4. II. | Kreatinin mg | 78,0 | 133,1 | 105,0 | 102,7 | 121,44 | 115,56 | 107,67 | 124,8 | | 312,0 (78) | 1,199 |
| | „ % Harn in ccm | 0,100 78 | 0,121 110 | 0,150 70 | 0,079 130 | 0,066 184 | 0,108 107 | 0,111 97 | 0,096 130 | | 0,156 200 | |

Durchschnittliche Tagesausscheidung: 1,264 g
Kreatininkoeffizient: 18,7 mg

Durchschn.: 9—11 vorm. = 117,58 mg = 9,3% des Tages
„ 9—11 abds. = 134,55 mg = 10,6% „ „

Aber auch die Morgenerhebung desselben Tages fällt eine Periode früher, eine Erscheinung, die sich an den normalen Tagen nicht findet. Doch ob diese Unregelmäßigkeit durch das Fehlen der Abendmahlzeit bedingt wurde, ist immerhin sehr fraglich. Möglicherweise hatte die Nachtruhe darauf Einfluß. Ich war nämlich am Abend vorher dringender Arbeiten wegen erst spät zu Bett gegangen und hatte in der Nacht schlecht geschlafen. — Es sei noch erwähnt, daß der 1. Februar bei den Versuchen nicht berücksichtigt wurde, da Urin verloren ging. — Allgemein möchte ich somit behaupten, daß ich keinen erkennbaren Einfluß der Nahrungsaufnahme auf die Maximalausscheidungen des Vormittags und des Abends habe konstatieren können. — Ich hatte mir dann vorgenommen, in weiteren Versuchen das Mittag- oder Abendessen 2 Stunden früher, dann wieder 2 Stunden später zu legen. Da es mir aber wegen der zeitigen Verhältnisse nicht möglich war, zur passenden Zeit ein geeignetes Mittag- oder Abendessen zu erhalten, mußte ich von diesen Untersuchungen Abstand nehmen.

6. **Einfluß des Aufstehens auf das Vormittagsmaximum.**

Um mich zu vergewissern, ob die Unregelmäßigkeit in der Morgenerhebung der Kreatininkurve am 3. Februar vielleicht durch die schlechte Nachtruhe bedingt sei, stellte ich die folgende Versuchsreihe an, bei der die Lebensweise normal wie bei den ersten Versuchen war, nur daß ich jetzt um 5 Uhr aufstand. Um 8 Uhr wurde gefrühstückt, das Mittagessen um 1 Uhr und die Abendmahlzeit um 8 Uhr bestanden wieder aus fleischfreier Kost. Zu Bett ging ich zwischen 12 und 1 Uhr.

Tabelle XI.

| Tag | | 7—9 | 9—11 | 11—1 | 1—3 | 3—5 | 5—7 | 7—9 | 9—11 | 11—7 | Tagesmenge g |
|---|---|---|---|---|---|---|---|---|---|---|---|
| 6. II. | Kreatinin mg | 95,4 | 105,0 | 98,0 | 98,0 | 119,19 | 109,2 | 93,6 | 118,18 | 377,60 (94,40) | 1,214 |
|  | " % | 0,318 | 0,150 | 0,098 | 0,100 | 0,147 | 0,091 | 0,104 | 0,147 | 0,118 |  |
|  | Harn in ccm | 30 | 70 | 100 | 98 | 77 | 120 | 90 | 94 | 320 |  |
| 7. II. | Kreatinin mg | 101,5 | 105,30 | 105,0 | 80,48 | 141,60 | 103,66 | 112,5 | 132,3 | 436,0 (109,0) | 1,328 |
|  | " % | 0,145 | 0,162 | 0,105 | 0,104 | 0,118 | 0,142 | 0,150 | 0,147 | 0,118 |  |
|  | Harn in ccm | 70 | 65 | 100 | 87 | 120 | 73 | 75 | 90 | 370 |  |
| 9. II. | Kreatinin mg | 117,0 | 91,50 | 86,45 | 83,70 | 124,95 | 107,02 | 120,0 | 163,30 | 356,85 (89,21) | 1,250 |
|  | " % | 0,117 | 0,162 | 0,133 | 0,118 | 0,147 | 0,104 | 0,100 | 0,142 | 0,117 |  |
|  | Harn in ccm | 100 | 75 | 65 | 71 | 85 | 103 | 120 | 115 | 305 |  |
| 10. II. | Kreatinin mg | 90,0 | 122,36 | 107,12 | 83,2 | 142,10 | 73,5 | 73,5 | 139,20 | 413,0 (103,2) | 1,243 |
|  | " % | 0,150 | 0,133 | 0,104 | 0,064 | 0,145 | 0,105 | 0,147 | 0,145 | 0,118 |  |
|  | Harn in ccm | 60 | 92 | 103 | 130 | 98 | 70 | 50 | 96 | 350 |  |
| 11. II. | Kreatinin mg | 106,2 | 139,65 | 81,9 | 95,9 | 137,06 | 106,25 | 109,6 | 118,75 | 418,90 (104,72) | 1,214 |
|  | " % | 0,118 | 0,147 | 0,117 | 0,069 | 0,118 | 0,125 | 0,274 | 0,125 | 0,142 |  |
|  | Harn in ccm | 90 | 95 | 70 | 140 | 117 | 85 | 40 | 95 | 295 |  |

Durchschnittliche Tagesausscheidung = 1,250 g  Durchschnittsausscheidung von 9—11 vorm.
Kreatininkoeffizient = 18,4 mg  = 112,70 mg = 9,0% der Tagesmenge.
Am 8. II. ging Urin verloren.

Am 9. Februar zeigt sich zwar von 7—9 Uhr vorm. eine geringe Mehrausscheidung im Vergleich zur folgenden Periode. Ob diese aber durch das frühere Aufstehen verursacht ist, erscheint mir sehr unsicher; denn das Protokollbuch führt auch hier eine schlechtverbrachte Nacht an mit Übelkeit und großer Ermüdung am Morgen. Die übrigen Tage lassen keine Abweichungen erkennen, so daß ein Einfluß des früheren Aufstehens auf die Morgenerhebung nicht vorhanden zu sein scheint.

In der 5. Versuchsreihe stand ich erst um 9 Uhr auf, also 2 Stunden später als gewöhnlich. Die Lebensweise während des Tages entsprach derjenigen der vorhergehenden Versuche.

Charakteristische Veränderungen sind auch an dieser Tabelle nicht wahrzunehmen. Die Maximalausscheidung von 9—11 Uhr vorm. bleibt bestehen und beträgt 121,49 mg im Durchschnitt oder 8,5% der Tagemenge, liegt also im Bereich der normalen Grenzen, die nach Tabelle V zwischen 7,2 und 11,2% liegen; eine Unregelmäßigkeit weist der 28. Februar insofern auf, als nach der Vormittagserhebung von 9—11 Uhr die Senkung ausbleibt. Die Kurve zeigt ein stetes Ansteigen von 94,43 mg in der Periode von 7—9 Uhr vorm. bis auf 149,0 mg in der Zeit von 5—7 Uhr nachm. Einen Grund für dieses Verhalten wüßte ich nicht anzugeben. Am 1. März fällt die erste Nachmittagserhebung 2 Stunden später als gewöhnlich. Am 2. März fällt die Maximalausscheidung während der Abendstunden eine Periode früher, obschon die Lebensweise die gleiche war, wie an den vorhergehenden Tagen.

Tabelle XII.

| Tag | | 7—9 | 9—11 | 11—1 | 1—3 | 3—5 | 5—7 | 7—9 | 9—11 | 11—1 | 1—7 | Tagesmenge g |
|---|---|---|---|---|---|---|---|---|---|---|---|---|
| 26. II. | Kreatinin mg | 81,0 | 128,5 | 110,39 | 105,0 | 109,74 | 90,48 | 120,0 | 170,4 | 459,95 (114,95) | | 1,375 |
| | „ % Harn in ccm | 0,162 50 | 0,145 90 | 0,133 83 | 0,100 105 | 0,118 93 | 0,104 87 | 0,150 80 | 0,142 120 | 0,117 393 | | |
| 27. II. | Kreatinin mg | 105,3 | 125,0 | 101,65 | 92,82 | 141,60 | 120,7 | 102,66 | 158,4 | 405,0 (101,2) | | 1,353 |
| | „ % Harn in ccm | 0,117 90 | 0,125 100 | 0,095 107 | 0,091 102 | 0,118 120 | 0,142 85 | 0,118 87 | 0,264 60 | 0,162 250 | | |
| 28. II. | Kreatinin mg | 94,43 | 98,49 | 120,7 | 134,85 | 142,0 | 149,0 | 123,3 | 187,4 | 435,0 (108,4) | | 1,485 |
| | „ % Harn in ccm | 0,133 71 | 0,147 67 | 0,142 85 | 0,145 93 | 0,100 142 | 0,200 71 | 0,274 45 | 0,264 71 | 0,250 174 | | |
| 29. II. | Kreatinin mg | 89,18 | 114,15 | 102,24 | 129,8 | 133,92 | 112,32 | 115,83 | 141,0 | 460,0 (115,0) | | 1,390 |
| | „ % Harn in ccm | 0,091 98 | 0,117 95 | 0,142 72 | 0,118 110 | 0,108 124 | 0,108 104 | 0,117 99 | 0,150 94 | 0,250 184 | | |
| 1. III. | Kreatinin mg | 82,5 | 121,5 | 109,6 | 122,12 | 165,3 | 179,80 | 90,72 | 146,88 | 432,0 (108,0) | | 1,450 |
| | „ % Harn in ccm | 0,150 55 | 0,150 81 | 0,274 40 | 0,142 86 | 0,290 57 | 0,145 124 | 0,216 42 | 0,216 68 | 0,216 200 | | |
| 2. III. | Kreatinin mg | 103,68 | 144,32 | 95,7 | 139,32 | 148,50 | 50,41 | 161,84 | 134,64 | 127,80 | 383,4 (127,8) | 1,489 |
| | „ % Harn in ccm | 0,064 162 | 0,088 164 | 0,290 33 | 0,162 86 | 0,135 110 | 0,071 71 | 0,238 68 | 0,306 44 | 0,284 45 | 0,270 142 | |

Durchschnittliche Tagesausscheidung = 1,424 g  
Kreatininkoeffizient = 20,9 mg  
Durchschnittsausscheidung von 9—11 vorm. = 121,49 mg = 8,5% der Tagesausfuhr.

Ich kann mithin nicht sagen, irgendwelche regelmäßige Einflüsse durch das frühere oder spätere Aufstehen auf den Verlauf der Kreatininausscheidung gefunden zu haben.

## 8. Die Tagesausscheidung des Kreatinins während des Hungerns.

Um mich dann zu überzeugen, ob und wieweit die Kreatininausfuhr von der Nahrungsaufnahme beeinflußt wird, untersuchte ich in der 6. Versuchsreihe vom 4.—9. März die Ausscheidung während einer viertägigen Hungerperiode.

Der 4. März war ein normaler Tag: Um 7 Uhr Aufstehen, 8 Uhr Frühstück, 1 Uhr Mittagessen, 9 Uhr Abendbrot. Am 5., 6. und 7. März nahm ich weder Nahrung noch Getränke zu mir. Am 8. März wurde nur um 8 Uhr gefrühstückt. Der 9. März war wieder ein normaler Tag: Um 7 Uhr Aufstehen, 8 Uhr Frühstück 1 Uhr Mittagessen, 10 Uhr Abendmahlzeit.

Man sieht aus den Zahlen zunächst, daß das präformierte Kreatinin nicht nur im Verlauf des Tages, sondern auch in der Gesamttagesausscheidung ständig abnimmt. Seine mittlere Ausfuhr beträgt wäh-

Tabelle XIII.
* (—) = Durchschnittsausscheidung für 2 Stunden.

| Tag | | 7—9 | 9—11 | 11—1 | 1—3 | 3—5 | 5—7 | 7—9 | 9—11 | 11—1 | 1—7 | Tagesmenge g |
|---|---|---|---|---|---|---|---|---|---|---|---|---|
| 4. III. | Kreatinin mg | 99,9 | 133,1 | 120,0 | 89,27 | 151,32 | 129,60 | 109,2 | 130,5 | | 409,84 (102,46)* | 1,372 |
| | ,, % | 0,111 | 0,121 | 0,100 | 0,079 | 0,156 | 0,096 | 0,156 | 0,150 | | 0,148 | |
| | Harn ccm | 90 | 110 | 120 | 113 | 97 | 135 | 70 | 87 | | 188 | |
| | Gesamtkr. | — | — | — | — | — | — | — | — | | — | |
| 5. III. 1. Hungertag | Kreatinin mg | 81,25 | 124,32 | 108,78 | 107,92 | 113,05 | 118,8 | 93,45 | 116,15 | | 355,6 (88,9) | — 1,219 |
| | ,, % | 0,125 | 0,111 | 0,294 | 0,284 | 0,340 | 0,330 | 0,445 | 0,400 | | 0,254 | |
| | Harn ccm | 92 | 112 | 37 | 38 | 19 | 36 | 21 | 23 | | 140 | |
| | Gesamtkr. | — | — | — | — | — | — | — | — | | — | |
| 6. III. 2. Hungertag | Kreatinin mg | 80,96 | 96,76 | 75,98 | 74,90 | 82,72 | 77,70 | 74,48 | 105,3 | | 396,0 (99,0) | — 1,064 |
| | ,, % | 0,184 | 0,164 | 0,262 | 0,214 | 0,176 | 0,222 | 0,266 | 0,270 | | 0,180 | |
| | Harn ccm | 44 | 59 | 29 | 35 | 47 | 35 | 28 | 39 | | 220 | |
| | Gesamtkr. | — | — | 84,1 | 107,1 | 101,60 | 96,6 | 85,68 | 114,66 | | 435,6 (108,9) | 1,203 |
| 7. III. 3. Hungertag | Kreatinin mg | 76,36 | 88,20 | 82,4 | 88,0 | 75,2 | 87,1 | 84,6 | 76,5 | | 354,4 (88,6) | 1,012 |
| | ,, % | 0,166 | 0,196 | 0,206 | 0,176 | 0,094 | 0,134 | 0,180 | 0,150 | | 0,186 | |
| | Harn ccm | 46 | 45 | 40 | 50 | 80 | 65 | 47 | 51 | | 190 | |
| | Gesamtkr. | 113,16 | 112,7 | 100,0 | 105,0 | 106,4 | 97,5 | 117,5 | 92,82 | | 452,2 (113,1) | 1,294 |
| 8. III. 4. Hungertag | Kreatinin mg | 82,36 | 129,0 | 84,70 | 96,0 | 113,85 | 117,5 | 177,6 | 128,7 | | 413,4 (103,3) | 1,343 |
| | ,, %. | 0.142 | 0,258 | 0,242 | 0,300 | 0,495 | 0,470 | 0,370 | 0,390 | | 0,390 | |
| | Harn ccm | 58 | 50 | 35 | 32 | 23 | 25 | 30 | 33 | | 106 | |
| | Gesamtkr. | 110,2 | 139,0 | 135,1 | — | — | — | — | — | | — | 1,131 |
| 9. III. | Kreatinin mg | 133,5 | 172,0 | 131,25 | 118,58 | 125,76 | 111,3 | 100,44 | 91,8 | 109,62 | 334,56 (211,52) | 1,428 |
| | ,, % | 0,455 | 0,430 | 0,375 | 0,154 | 0,131 | 0,318 | 0,324 | 0,106 | 0,258 | 0,164 | |
| | Harn ccm | 30 | 40 | 35 | 77 | 96 | 35 | 31 | 30 | 87 | 204 | |
| | Gesamtkr. | — | — | — | — | — | — | — | — | | — | — |

Tagesdurchschnitt des präformierten Kreatinins: 1,239 g Min. zu Max. = 1,012 g zu 1,428 g.
,, ,, Gesamtkreatinins: 1,325 g ,, ,, ,, = 1,203 g ,, 1,431 g.

rend der drei Hungertage nur 1,098 g oder 16,1 mg pro kg Körpergewicht, während nach Tabelle I die normale Durchschnittsausscheidung pro Tag 1,311 g, das sind 19,3 mg pro kg, betrug. Das Vormittagsmaximum verschiebt sich in keiner Weise, wird also nicht von der Nahrungsaufnahme bedingt. Es beträgt an den Hungertagen im Durchschnitt 103,09 mg oder 9,4% der Tagesmenge, ist also relativ gering, ohne aber unterhalb der normalen unteren Grenze von 96,05 mg = 7,2% der Tagesausscheidung zu liegen. Die Nachmittagserhebungen sind zwar vorhanden, variieren aber in ihrem zeitlichen Auftreten. Mit Wiederaufnahme der Nahrungszufuhr am Morgen des 8. März sehen wir die Kreatininausfuhr bald eine beträchtliche Steigerung erfahren. Von 9—11 Uhr vorm. steigt die Kreatininausfuhr auf 129,0 mg, gegen 88,20 mg in derselben Periode am Vortage, also eine Zunahme um 31,7%; eine beträchtliche Steigerung, zumal wenn man die geringe Quantität des Frühstücks von einer Tasse Kaffee und zwei Schnitten Brot in Betracht zieht. Die von 11 Uhr an ständig zunehmende Kreatininmenge erreicht in der Zeit von 7—9 Uhr nachm. ihren Höhepunkt. Die Zunahme gegenüber der Kreatininausfuhr derselben Periode des Vortages beträgt 93,0 mg oder 52,4% der Gesamtausscheidung in den 2 Stunden. Die Menge des präformierten Kreatinins steigt in der Tagesausscheidung von 1,012 g auf 1,343 g, also um 21,6%. Der Einfluß der Nahrungsaufnahme auf die Größe der Kreatininausscheidung ist also unverkennbar. Wie dieselbe aber wirkt, läßt sich heutzutage bei der Ungeklärtheit des Kreatininstoffwechsels nicht erörtern. — Eine Erscheinung ist noch zu bemerken, nämlich das Auftreten von Kreatin. Wie schon hervorgehoben, habe ich nur dann auf Kreatin geschlossen, wenn die Werte nach der HCl-Behandlung außerhalb der Fehlergrenzen der Bestimmung von den Zahlen des präformierten Kreatinins abwichen, die Differenz also größer war als 0,3 mm. Man sieht, wie Kreatin erst am 2. Hungertage mit Sicherheit festzustellen ist, während es normalerweise und am ersten Hungertage fehlt. Auch seine Ausfuhr scheint die charakteristischen Maximalausscheidungen des präformierten Kreatinins mitzumachen, doch möchte ich wegen der Unkontrollierbarkeit der quantitativen Überführung in Kreatinin darauf kein Gewicht legen. Mit Wiederaufnahme der Nahrung, also nach dem geringen Frühstück, verschwindet es bald wieder aus dem Urin, oder es ist wenigstens seine Menge so gering, daß die Bestimmung innerhalb der Fehlergrenzen der Bestimmung fällt.

Von van Hoogenhuyze und Verploegh[8]) wurde 1905 im Physiologischen Institut in Utrecht die Kreatininausscheidung während einer 14tägigen Hungerperiode bei der Hungerkünstlerin Flora Toska kontrolliert, die zu jener Zeit in Haag in einem eingeschlossenen Raum mit gläsernen Wänden ein Hungerexperiment machte. Der Harn wurde, wie die Tabelle zeigt, täglich in drei Portionen gesammelt.

Tabelle XIV.

| 1905 Juni | 10—4 Uhr Harn ccm | Kreatinin g | 4—10 Uhr Harn ccm | Kreatinin g | 10—10 Uhr Harn ccm | Kreatinin g | In 24 Std. Harn ccm | Kreatinin g | Bemerkungen |
|---|---|---|---|---|---|---|---|---|---|
| 10. | 322 | 0,334 | 105 | 0,207 | 482 | 0,559 | 909 | 1,100 | Mittagessen = letzte Nahrung |
| 11. | 126 | 0,170 | 64 | 0,152 | 266 | 0,574 | 456 | 0,897 | 1. Hungertag |
| 12. | 100 | 0,123 | 195 | 0,232 | 319 | 0,196 | 614 | 0,052 | 2. ,, |
| 13. | 218 | 0,107 | 546 | 0,292 | 351 | 0,190 | 1115 | 0,588 | 3. ,, |
| 14. | 304 | 0,177 | 230 | 0,173 | 319 | 0,292 | 853 | 0,642 | Morgens 50 ccm Bitterwasser |
| 15. | 234 | 0,188 | 207 | 0,202 | 175 | 0,199 | 616 | 0,588 | Morgens 50 ccm Bitterwasser |
| 16. | 364 | 0,271 | 176 | 0,174 | 154 | 0,152 | 594 | 0,597 | 100 ccm Bitterwasser |
| 17. | 126 | 0,119 | 192 | 0,189 | 191 | 0,156 | 509 | 0,464 | 11—1 Muskelarbeit |
| 18. | 329 | 0,285 | 176 | 0,138 | 270 | 0,258 | 775 | 0,681 | 8. Hungertag |
| 19. | 204 | 0,176 | 228 | 0,203 | 280 | 0,327 | 712 | 0,706 | 9. ,, |
| 20. | 249 | 0,236 | 128 | 0,112 | 242 | 0,262 | 619 | 0,611 | 10 ,, |
| 21. | 183 | 0,124 | 148 | 0,093 | 296 | 0,227 | 627 | 0,444 | 11. ,, |
| 22. | 268 | 0,196 | 264 | 0,208 | 162 | 0,174 | 694 | 0,577 | 12. ,, |
| 23. | 161 | 0,159 | 235 | 0,240 | 132 | 0,149 | 528 | 0,547 | 13. ,, |
| 24. | 128 | 0,161 | 136 | 0,123 | 144 | 0,136 | 408 | 0,420 | 14. ,, |
| 25. | 127 | 0,149 | 87 | 0,177 | 150 | 0,375 | 364 | 0,701 | 10 Uhr abends Nahrung |
| 26. | 116 | 0,368 | 59 | 0,206 | 216 | 0,471 | 391 | 1,044 | Nahrung eingenommen |

Maximum zu Minimum pro Tag = 1,100 g zu 0,420 g Kreatinin.

Tabelle XIV zeigt deutlich, wie mit Zunahme des Hungerns die ausgeschiedene Kreatininmenge ständig abnimmt: Zu Beginn der Hungerperiode, am 10. Juni, beträgt sie 1,100 g und sinkt dann im Verlauf der 14 Hungertage auf 0,420 g, also um 62%. Am 25. Juni nahm Toska „abends um 10 Uhr Milch und Eier" (ohne Angabe der Menge) ein. Wir sehen, wie sogleich die Kreatininausscheidung auf 0,375 g steigt, also eine Mehrausfuhr von 0,239 g oder 63,7% gegenüber der Kreatininmenge, die am Vortage in derselben Periode ausgeschieden wurde. Nach van Hoogenhuyze und Verploegh kann diese plötzliche Vermehrung sicher nicht der geringen Nahrung an sich zugeschrieben werden, aber wohl dem Reiz, den der ganze Körper durch die Wirkung der Verdauungsorgane nach so langem Hungern empfindet. Auf Kreatinin wurde der Harn nicht untersucht. Daß Harnmenge und Kreatiningröße zwei voneinander unabhängige Faktoren sind, zeigt auch diese Tabelle. Am 13. Juni z. B. enthalten 1115 ccm Harn 0,588 g Kreatinin, also 0,053%, am folgenden Tag sind in 853 ccm dagegen sogar 0,642 enthalten, mithin 0,075%. Tabelle XIV zeigt also in Übereinstimmung mit meinen Untersuchungen die ständige Abnahme der Kreatininmenge während des Hungerns und die plötzliche Steigerung mit Wiederaufnahme der Nahrung. Auf diese Untersuchungen von Hoogenhuyze und Verploegh wird im nächsten Abschnitt bei der Besprechung des Einflusses von Muskelarbeit zurückzukommen sein.

Kathkart[21]) untersuchte ebenfalls den Harn während einer 14tägigen Hungerperiode. Seine Versuchsperson war der berufsmäßige Hungerkünstler Viktor Beauté, 31 Jahre alt, dessen Körpergewicht am Anfang des Hungerns 65,61 kg und am Ende 57,78 kg betrug. Ehe das eigentliche Fasten begann, erhielt Beauté eine Woche lang eine „sogenannte purinfreie stickstoffhaltige Standarddiät", die kreatin- und kreatininfrei war.

Tabelle XV.

| Tag des Exp. | Vorgeb. Kreatinin-N g | Kreatinin-N u. Kreatin-N g | Kreatin-N g | Diät | Tag des Exp. | Vorgeb. Kreatinin-N g | Kreatinin-N u. Kreatin-N g | Kreatin-N g | Diät |
|---|---|---|---|---|---|---|---|---|---|
| 6. | 0,52 | 0,53 | 0,01 | Eier u. Milch | XI. | 0,30 | 0,38 | 0,08 | Hunger |
| I. | 0,42 | 0,44 | 0,02 | | XII. | 0,30 | 0,39 | 0,09 | |
| II. | 0,39 | 0,50 | 0,11 | | XIV. | 0,24 | 0,34 | 0,10 | |
| III. | 0,34 | 0,43 | 0,09 | | 1. | 0,38 | 0,40 | 0,02 | Stärke u. Sahne |
| IV. | 0,35 | 0,52 | 0,17 | Hunger | 2. | 0,39 | 0,38 | 0,01 | |
| VI. | 0,33 | 0,43 | 0,10 | | 3. | 0,40 | 0,41 | 0,01 | |
| VII. | 0,34 | 0,42 | 0,08 | | 4. | 0,39 | 0,41 | 0,02 | Eier u. Milch |
| VIII. | 0,32 | 0,43 | 0,11 | | 5. | 0,36 | 0,38 | 0,02 | |
| X. | 0,29 | 0,37 | 0,08 | | | | | | |

Auch hier fällt die Kreatininausscheidung während des Hungerns beständig. Zu Anfang der Hungerperiode beträgt sie 0,52 g Kreatinin-N., was einer Menge von 1,398 g Kreatinin entsprechen würde. In den 14 Hungertagen sinkt dann die Kreatininausfuhr von 0,52 g auf 0,24 g Kreatinin-N., also 53,8%. Mit Wiederaufnahme der Nahrung bemerken wir wieder, wie auch bei meinen und van Hoogenhuyzes und Verploeghs Versuchen, eine Steigerung der Ausfuhr. Was uns dann aber an Kathkarts Tabelle weiter interessiert, ist das Verhalten des Kreatinins, das während des Hungerns mit Ausnahme des ersten Tages mit beträchtlichen Schwankungen auftritt. Ob die Schwankungen wirklich als solche bestehen oder durch eine verschieden vollständige Überführung des Kreatinins in Kreatin bedingt sind, mag dahingestellt bleiben. Im Durchschnitt beträgt die Kreatinmenge während des Hungerns 0,094 g als N berechnet, gleich 0,29 g Kreatin (vgl. Hoogenhuyze und Verploegh[9])]. Die geringen Mengen Kreatin, die in der Tabelle vor und nach der Hungerperiode angegeben sind, fallen in den Bereich der Fehlergrenzen. Wir sehen mithin bei Kathkart in Übereinstimmung mit meinen Versuchen: Abnahme des präformierten Kreatinins während des Hungerns und sofortige Steigerung mit Wiederaufnahme der Nahrung, ferner das Auftreten von Kreatin, das bei normaler kreatinfreier Nahrung und am ersten Hungertage fehlt oder doch nur in ganz minimaler Menge vorhanden ist. Nach der ersten Nahrungsaufnahme schwindet es wieder.

Es seien dann noch kurz die Befunde von Benedikt und Diefendorf[22]) erwähnt, die in der Klinik den Harn einer 35 jährigen Frau untersuchten, welche an 6 aufeinanderfolgenden Tagen wegen „fixed religious delusions" keine Nahrung zu sich nahm. Der Harn wurde jeden Tag von morgens 7 Uhr ab gesondert gesammelt. Während des Hungerns sank das präformierte Kreatinin von 0,65 g auf 0,34, also auf die Hälfte. Das Kreatin „increased markedly with fasting, and practically disappeared on the conclusion of the fast".

Bei dieser Tatsache, daß das Kreatin des Hungerharns mit Wiederaufnahme der Nahrung schwindet, sei auf einige andere Untersuchungen Kathkarts[23]) hingewiesen, in denen er bei sich selbst nach Hungertagen die Wirkung einer Fett- oder Kohlenhydratnahrung auf die Ausscheidung des Kreatins beobachtet. Er kommt zu dem Schluß: „During starvation creatine is constantly present in the urine. The output of creatine induced by fasting at once falls when the diet consists of carbohydrate, whereas with the fat diet the amount excreted increases." — Es sei ferner noch auf einige ähnliche Untersuchungen Wolfs und Österbergs[24]) hingewiesen, welche diese zwar nicht am Menschen-, sondern am Hundeharn vornahmen. In diesem Hundeharn war bei normaler Ernährung Kreatin nicht vorhanden, sondern trat erst während der Hungerperioden auf. Die Tiere erhielten dann eine Nahrung aus Kohlenhydraten, Eiweiß oder Fett, und „wir sehen, daß Kohlenhydrate sowohl wie Eiweißstoffe einen unverkennbaren Einfluß auf die Kreatinausscheidung haben, denn der Stoff verschwindet aus dem Urin in sehr kurzer Zeit nach Zuführung von einem der beiden. Andererseits scheint Fett seine Ausscheidung weniger zu beeinflussen."

### 9. Einfluß der Muskeltätigkeit.

Nachdem ich so durch die vorhergehenden Untersuchungen einen Überblick über die normale Kreatininausscheidung erhalten hatte, ging ich nunmehr daran, den Einfluß der Muskeltätigkeit auf die Kreatininausscheidung zu untersuchen. Gerade in dieser Frage ist man bisher zu den verschiedensten Ergebnissen gekommen.

10. III. 7 Uhr Aufstehen, 8 Uhr Frühstück, 1 Uhr Mittag, $1/_2 9$ Uhr Abendessen.
 11—12 Uhr vorm. Spaziergang, 5—$5^1/_4$ nachm. Uhr Dauerlauf.
11. III. 7 Uhr Aufstehen, 8 Uhr Frühstück, 1 Uhr Mittag-, 8 Uhr Abendessen.
 7—$7^1/_2$ Uhr vorm. Radfahren, 5—$5^1/_2$ Uhr nachm. Dauerlauf.
12. III. 7 Uhr Aufstehen, 8 Uhr Frühstück, $1/_2 3$ Uhr Mittag-, kein Abendessen.
 $11^1/_2$—12 Uhr vorm. Schwimmen, 6—$6^1/_2$ Uhr nachm. ebenfalls Schwimmen.
13. III. 7 Uhr Aufstehen, kein Frühstück und Mittagessen, 9 Uhr Abendbrot.
 $11^1/_2$—12 Uhr vorm. Schwimmen, 6—$6^3/_4$ Uhr nachm. Radfahren.

## Tabelle XVI.

* (—) = Durchschnittsausscheidung für 2 Stunden.

| Tag | | 7—9 | 9—11 | 11—1 | 1—3 | 3—5 | 5—7 | 7—9 | 9—11 | 11—1 | 1—7 | Tagesmenge g |
|---|---|---|---|---|---|---|---|---|---|---|---|---|
| 10. III. | Kreatinin in mg Harn i. ccm | 91,02 82 | 107,07 83 | Spaziergang 113,98 82 | 118,17 117 | 91,2 160 | Dauerlauf 130,29 101 | 97,28 76 | 122,1 55 | 97,92 51 | 316,4 (105,4*) 226 | 1,285 |
| 11. III. | Kreatinin in mg Harn i. ccm | Radfahren 141,4 70 | 84,0 120 | 98,6 130 | 104,76 97 | 107,91 99 | Dauerlauf 148,73 107 | ˙62,64 87 | 109,0 85 | | 329,40 (82,35) 305 | 1,182 |
| 12. III. | Kreatinin in mg Harn i. ccm | 118,8 27 | 122,4 36 | Schwimmen 142,4 32 | 118,8 110 | 119,90 55 | Schwimmen 134,32 92 | 98,64 137 | 113,92 128 | 90,72 63 | 237,2 (79,1) 304 | 1,297 |
| 13. III. | Kreatinin in mg Harn i. ccm | 83,30 98 | 96,3 90 | Schwimmen 131,30 65 | 88,06 37 | 110,0 55 | Radfahren 161,84 68 | 75,0 40 | 127,4 65 | | 376,65 (94,18) 465 | 1,249 |

Durchschnitt pro Tag: 1,253 g. Minimum zu Maximum = 1,182 g zu 1,297 g. Kreatininkoeffizient = 18,4 mg.

Am besten untersucht man den Einfluß der Muskeltätigkeit an Hungertagen, da dann einmal die Kreatininausscheidung an sich gering ist, so daß eine evtl. Steigerung eher ins Gewicht fallen kann, und da ferner die Schwankungen im Verlauf des Tages nicht so bedeutend sind als gewöhnlich. Doch weil ich mich zu Anfang dieser Versuchsperiode nicht besonders wohl fühlte, untersuchte ich zunächst den Einfluß der Muskeltätigkeit an normalen Tagen bei gewöhnlicher, natürlich wie immer fleischfreier Nahrung. Um eine evtl. Wirkung der Muskeltätigkeit recht deutlich in die Erscheinung treten zu lassen, verlegte ich dieselbe in jene Tagesstunden, in denen normalerweise eine Minimalausscheidung festgestellt worden war. — Der 10. März war ein normaler Tag. Von 11—12 Uhr unternahm ich einen Spaziergang von 6—8 km. Wir sehen nach dem Vormittagsmaximum von 9—11 in der folgenden Periode eine weitere gesteigerte Ausscheidung von 113,98 mg oder 8,9% der Tagesausscheidung, eine Steigerung also, die zwar das Durchschnittsmaß von 8,2% überschreitet, aber nicht oberhalb der Grenze (9,9%) der in dieser Periode normalerweise ausgeschiedenen Kreatininmenge liegt. Somit könnte hier der Einfluß der Muskeltätigkeit zweifelhaft sein. Ob die folgende Steigerung von 1—3 Uhr noch der Muskelarbeit oder schon dem Mittagessen zuzuschreiben ist, läßt sich nicht entscheiden. — Von 5—5¼ Uhr nachm. setzte ich die Beinmuskeln durch angestrengten Dauerlauf mit nur kurzen Pausen in Tätigkeit, es trat starke Ermüdung ein. In der entsprechenden Periode von 5—7 Uhr werden 130,29 mg oder 10,1% der Tagesausfuhr im Harn ausgeschieden. Wir finden somit eine Ausscheidung, die selbst die oberste Grenze der sonst in dieser Zeit beobachteten Kreatininmenge von 9,8% überschreitet. Als beträchtlich kann man allerdings diese Erhöhung nicht bezeichnen. — Den folgenden Tag, den 11. März, der ebenfalls im übrigen in der Lebensweise normal war, begann ich damit, daß ich vor dem Frühstück $^{1}/_{2}$ Stunde ohne Unterbrechung bei mittlerer Geschwindigkeit — die Anzahl Kilometer kann ich leider nicht angeben — mit dem Rad fuhr. In dieser Periode wurden 141,4 mg = 11,9% der Tagesausscheidung ausgeschieden, während wir an den normalen Tagen im Durchschnitt nur 7,0%, als Maximum nur 9,5% feststellten. Am Tage vorher, dem 10. März, finden wir in der gleichen Periode eine Ausscheidung von 91,02 mg, also 35,6% weniger, am folgenden Tage beträgt die Ausfuhr von 7—9 Uhr 118,8 mg, also ebenfalls eine bedeutende Minderausfuhr von 22,6 mg. Mithin ist hier unbestreitbar die Erhöhung der Ausscheidung von 7—9 Uhr vorm. eine Folge der stattgefundenen Muskelarbeit. Die Erhöhung der Ausfuhr durch das Radfahren ist viel beträchtlicher als durch den Dauerlauf, obschon mir die Ermüdung durch das Fahren nicht so sehr zum Bewußtsein kam als nach dem Laufen. Doch die Größe der Arbeitsleistung läßt sich schwerlich beurteilen nach dem Maß der Ermüdung, da diese nur ein subjektives Empfinden ist. Der Körper ermüdet bei kurz dauernden energischen Muskelkontraktionen bedeutend leichter als bei lang dauernden, weniger plötzlich wirkenden Muskelleistungen, bei welchen dem Muskel mehr Gelegenheit gegeben wird, sich während der Arbeit zu „erholen". Und doch kann in dem letzten Falle die Leistung und also auch die geleistete Arbeit beträchtlich größer sein als in dem ersten. Ferner ist der Körper für die Ermüdung durchaus nicht immer gleich disponiert. Eine Reihe von Faktoren, wie Ernährungs- und Witterungsverhältnisse, Tageszeit, vorhergehende Beschäftigung usw. spielen eine bedeutsame Rolle. — Nachmittags gelang es mir, den Dauerlauf eine halbe Stunde auszuhalten. Die Ausscheidung beträgt daraufhin von 5—7 Uhr 148,73 mg also 12,6 % der Tagesausfuhr, ist somit entsprechend der längeren Dauer bei sonst gleichen Bedingungen (Geschwindigkeit, Pausen) viel größer als die Ausscheidung am Tage vorher, die der viertelstündige Dauerlauf bewirkt hatte. An den normalen Tagen (Tabelle V) betrug die Ausscheidung von 5—7 Uhr im Mittel 8,2%, als Maximum 9,8% der Tagesmenge. Auch hier hat also die Muskelarbeit eine ziemliche beträchtliche Vermehrung der Ausscheidung über die Norm hervorgerufen. Es sei hier schon auf das Verhalten der Tagesmenge hingewiesen. Während wir doch vormittags und nachmittags eine durch die Muskeltätigkeit bedingte Vermehrung der Ausscheidung haben, bleibt infolge einer Minderausfuhr in den übrigen Perioden die Tagesmenge (1,182 g) noch unter dem Durchschnittsmaß der normalen Tage von 1,311 g (Min. = 1,143 g) zurück. Der Einfluß der Muskeltätigkeit macht sich hier also in keiner Weise in der Gesamttagesausscheidung bemerkbar.

Der 12. März wich insofern von dem 11. ab, als das Mittagessen um $^{1}/_{2}3$ Uhr und Abendessen überhaupt nicht eingenommen wurde. Ich wollte nun möglichst alle Körpermuskeln in Tätigkeit setzen und glaubte das am besten durch Schwimmen zu erreichen. Ich ging darum um 11 Uhr vorm. zum Baden und blieb zweimal etwa je 10 Minuten im Wasser, während welcher Zeit ich ohne Überanstrengung umherschwamm.

Die Ausscheidung von 11—1 Uhr beträgt 142,4 mg oder 10,9% der Tagesmenge, während die entsprechende Ausscheidung der normalen Tage im Höchstfalle 9,9% betrug. Auch hier läßt sich mithin eine Vermehrung der Ausfuhr nicht leugnen. — Vom Mittag dieses Tages an bis zum Abend des folgenden hungerte ich, da es möglich war, daß sich die Erhöhung im Hunger besonders stark bemerkbar machte. Um 5 Uhr schwamm ich wieder wie vorher zweimal je 10 Min. im Wasser umher. Die Ausscheidung ist etwas weniger beträchtlich als am Morgen, sie beträgt 134,32 mg oder 10,4% der Tagesausscheidung. Das Maximum der entsprechenden normalen Ausscheidung beträgt 9,8%. Wir haben somit wiederum eine zweifellose Vermehrung.

Die Morgenausscheidungen des folgenden Tages, des 13. III., sind, da wir es ja mit einem Hungertag zu tun haben, ziemlich gering. Von 9—11 Uhr haben wir nur eine Ausscheidung von 96,3 mg = 7,7% der Tagesmenge. Um 11 Uhr ging ich wieder zum Schwimmen. Da ich mich aber nicht wohl fühlte, schwamm ich diesmal dreimal nur je 5 Min. ohne Überanstrengung im Wasser umher. Die Ausscheidung steigt in dieser Periode auf 131,3 mg gleich 10,5%, während wir als Maximum selbst an dem Tage mit normaler Ernährung nur 9,9% finden. Wir sehen also wiederum eine unzweideutige Vermehrung. Daß allerdings hier die Vermehrung während des Hungerns besonders charakteristisch ist, kann ich nicht sagen, denn am Tage vorher finden wir in derselben Periode unter dem Einfluß der Muskeltätigkeit eine Ausscheidung von sogar 10,9% der Tagesmenge. — Am Nachmittage dieses Tages machte ich von 6—6$^{3}/_{4}$ Uhr eine kleine Radtour. Ich fuhr $^{3}/_{4}$ Stunden ohne Unterbrechung mit mittlerer Geschwindigkeit durch die Promenaden von Münster. Der Erfolg ist sehr deutlich. Denn die Ausscheidung von 161,84 mg = 12,9% der Tagesmenge übersteigt bei weitem das Maximum derselben Periode (9,8%) sogar jener Tage, an denen nicht gehungert wurde. (Tabelle V). In der folgenden Periode sehen wir, wie auch am Vormittag, nach der Erhöhung durch die Muskelarbeit einen bedeutenden Abfall der Ausscheidungen um 54,3% gegenüber der Ausfuhr von 5—7 Uhr, nämlich von 161,84 mg auf 75,0 mg. Der Körper kompensiert also eine Mehrausscheidung infolge der Muskelarbeit durch eine folgende Minderausfuhr. Dadurch wird es erklärlich, warum die Tagesmenge bei der Muskeltätigkeit trotz der

mit besonderer Berücksichtigung des Einflusses der Muskelarbeit. 155

deutlichsten, mitunter sogar sehr bedeutenden stündlichen Erhöhung der Ausfuhr an allen Tagen — mit Ausnahme vielleicht des ersten Tages, des 10. März, an dem die Erscheinung weniger hervortritt — keineswegs erhöht zu sein braucht. Bei diesen Versuchen z. B., wo die Tagesausscheidung im Mittel 1,253 g beträgt, mit einem Maximum von 1,297 g und einem Minimum von 1,182 g, überschreitet die Tagesmenge nicht einmal das Durchschnittsmaß der normalen Tage von 1,311 g (Min. = 1,143 g).

Die folgende und letzte Versuchsserie unterscheidet sich in mehrfacher Hinsicht von den vorhergehenden. Da van Hoogenhuyze und Verploegh, deren Versuche an anderer Stelle besprochen werden, auf Grund ihrer Untersuchungen zu dem Schluß kommen, daß sich ein Einfluß der Muskeltätigkeit nur während des Hungers bemerkbar macht, untersuchte ich die Beziehung zwischen Muskelarbeit und Kreatininausfuhr an drei Hungertagen und erhielt zugleich eine Kontrolle für das Ergebnis des einen Hungertages der vorigen Tabelle.

Tabelle XVII.

* (—) = Durchschnittsausscheidung für 2 Stunden.

| Tag | | 7—9 | 9—11 | 11—1 | 1—3 | 3—5 | 5—7 | 7—9 | 9—11 | 11—1 | 1—7 | Tagesmenge g |
|---|---|---|---|---|---|---|---|---|---|---|---|---|
| 14. III. | präformiertes Kreatinin mg | — | — | — | — | — | 86,87 | 104,86 | 123,24 | 343,44 * (85,86) | — | |
| | Gesamtkr. | | | | | | — | — | — | — | — | |
| | Harn ccm | — | — | — | — | 73 | 98 | 79 | 212 | | | |
| 15. III. 1. Hungertag | präformiertes Kreatinin mg | 90,4 | 110,88 | Tonus 178,2 | 75,0 | 114,0 | 111,8 | Tonus 168,2 | 115,0 | 427,8 (106,9) | | 1,391 |
| | Gesamtkr. | — | — | — | 79,8 | 121,5 | 123,5 | 192,85 | 125,0 | 458,8 (114,7) | | 1,480 |
| | Harn ccm | 80 | 72 | 55 | 30 | 30 | 26 | 29 | 25 | 124 | | |
| 16. III. 2. Hungertag | präformiertes Kreatinin mg | 58,6 | 83,6 | Tonus 111,36 | 66,96 | 106,4 | 75,0 | Freiübg. 149,8 | 89,76 | 338,2 (84,5) | | 1,079 |
| | Gesamtkr. | 60,4 | 88,0 | 121,27 | 75,02 | 124,64 | 78,0 | 175,0 | 102,0 | 380,0 (95,0) | | 1,204 |
| | Harn ccm | 40 | 55 | 58 | 31 | 76 | 50 | 28 | 51 | 190 | | |
| 17. III. 3. Hungertag | präformiertes Kreatinin mg | Freiübg. 162,0 | 96,0 | Freiübg. 186,0 | 92,0 | 140,4 | Freiübg. 136,08 | 118,8 | 99,33 | 92,30 | 344,1 (114,7) | 1,467 |
| | Gesamtkr. | 180,0 | 108,35 | 198,0 | 95,0 | — | — | — | — | — | — | 1,507 |
| | Harn ccm | 50 | 30 | 40 | 50 | 36 | 42 | 55 | 77 | 65 | 170 | |
| 18. III. | präformiertes Kreatinin mg | 74,36 | 89,54 | Freiübg. 144,48 | 106,4 | 131,95 | Freiübg. 162,54 | 92,4 | 110,0 | 323,90 (80,97) | | 1,225 |
| | Gesamtkr. | | | | | | | | | | | |
| | Harn ccm | 143 | 148 | 112 | 160 | 145 | 126 | 132 | 110 | 395 | | — |
| 19. III. | präformiertes Kreatinin mg | Freiübg. 130,38 | 107,8 | 85,15 | Freiübg. 110,0 | 127,53 | Freiübg. 197,40 | 84,24 | 120,91 | Freiübg. 182,36 | 253,06 (84,35) | 1,398 |
| | Gesamtkr. | — | — | — | — | — | — | — | — | — | — | — |
| | Harn ccm | 82 | 70 | 65 | 110 | 117 | 105 | 117 | 113 | 97 | 246 | |

Tagesdurchschnitt an präformiertem Kreatinin: 1,312 g Minimum zu Maximum = 1,079 g zu 1,467 g,
„     „     Gesamtkreatinin: 1,363 g,

Während dieser Versuchstage untersuchte ich den Harn auch jedesmal auf das Vorhandensein von Kreatin. Aceton ließ sich nie nachweisen. Pekelharing, auf dessen Ergebnisse ich am Schluß der Arbeit zurückkomme, unterscheidet in seinen Untersuchungen scharf zwischen „Tonus" und „Muskelkontraktionen", und auf Grund seiner Versuche kommt er zu dem Resultat, daß gewöhnliche Muskelarbeit keine Vermehrung der Kreatininausfuhr bewirkt, wohl aber ein verstärkter Muskeltonus. Ich habe deswegen in dieser Versuchsreihe ebenfalls einen Unterschied gemacht zwischen tonischer und gewöhnlicher Muskeltätigkeit.

14. III. 7 Uhr Aufstehen, 8 Uhr Frühstück, 1 Uhr Mittag-, kein Abendessen.
15. III. Ohne Essen und Trinken. 11—11³/₄ Uhr Tonus, 7—7¹/₂ Uhr abends Tonus.
16. III. Ohne Essen und Trinken. 11—11¹/₄ Uhr vorm. Tonus, 7—7¹/₂ Uhr abds. Freiübungen.
17. III. Kein Frühstück und Mittagessen, 3 Uhr Nachmittagskaffee, 8 Uhr Abendessen. 7—7¹/₂ Uhr vorm., 12—12¹/₂ Uhr nachm. und 5—5¹/₄ Uhr abds. Freiübungen.
18. III. 7 Uhr Aufstehen, 8 Uhr Frühstück, 1 Uhr Mittag-, 8 Uhr Abendessen. 11—11¹/₂ Uhr vorm. und 5¹/₄—5¹/₂ Uhr nachm. Freiübungen.
19. III. Lebensweise wie am 18. III. 7—7¹/₂ Uhr vorm, 1—1¹⁰ Uhr nachm., 5—5¹/₂ Uhr nachm. und 11—11¹/₂ Uhr abds. Freiübungen.

Wie die Angaben unterhalb der Tabelle zeigen, begann die Hungerperiode mit dem ersten Versuchstage, dem 14. III., dem zwei Tage ohne Aufnahme von Speise und Trank folgten. Zunächst untersuchte ich den Einfluß des Muskeltonus am Vormittag des 15. III von 11—11³/₄ Uhr. Zu diesem Zweck nahm ich nach altem preußischen Regime die bekannte „stramme Haltung" ein, bei der besonders die Bein- und Hüftmuskeln in kräftige Spannung versetzt werden, dann brachte ich abwechselnd das rechte oder linke Bein in horizontale Stellung, darauf folgte ein Seitwärts- oder Vorwärtshalten der Arme. Bei den letzten Übungen nahm ich in jede Hand einen Stuhl oder sonst einen schwereren Gegenstand zur Erhöhung der Anstrengung. Es wechselten im allgemeinen etwa 5 Min. Muskeltonus und 5 Min. Ruhepause miteinander ab.

Der 15. III. beginnt, entsprechend seiner Eigenschaft als Hungertag, mit einer geringen Kreatininausfuhr von 90,4 mg = 6,5% der Tagesmenge; von 9—11 Uhr folgt die gewöhnliche morgendliche Erhebung. Unter dem Einfluß des Tonus steigt dann aber in der Periode von 11—1 Uhr die Ausscheidung auf 178,2 mg = 12,9% der Tagesmenge, während z. B. in Tabelle XIII am ersten vollständigen Hungertage, am 5. III., nur 108,78 mg = 8,9% der Tagesmenge in derselben Zeit zur Ausscheidung kommen. Selbst am Tage mit normaler Ernährung beläuft sich die Maximalausscheidung in derselben Periode nach Tabelle IV nur auf 129,01 mg oder auf 9,9%, hier ist also die Wirkung des Tonus ohne Zweifel. In den vorigen Versuchen belief sich die höchste Steigerung infolge der Muskelarbeit auf 148,73 mg am Tage mit normaler Ernährung, hier beträgt sie 178,2 mg, ob aber dieser Unterschied in der Steigerung unter dem Einfluß des Hungers um so viel beträchtlicher war, als sie während der vorhergehenden Versuche beobachtet wurde, oder infolge einer größeren Muskelanstrengung, läßt sich natürlich nicht angeben, da uns für die Feststellung der Größe solcher Muskelarbeit jedes Maß fehlt, wie ich schon früher auseinandergesetzt habe. — Diesen Tonusversuch wiederholte ich am Nachmittag von 7—7$^1$/$_2$ Uhr in gleicher Weise. Die Kreatininausfuhr steigt von 111,8 mg der Vorperiode auf 168,2 mg = 12,1% der Tagesmenge. In Tabelle XIII wurden am ersten Hungertage in der gleichen Periode nur 93,45 mg, also 74,75 mg weniger als hier ausgeschieden. Der Tonus hat also auch in diesem Versuch eine bedeutende Steigerung der Kreatininausfuhr bedingt.

Der 16. III. ist der zweite vollständige Hungertag, weswegen von 7—9 Uhr auch nur eine sehr geringe Menge Kreatinin, nämlich 58,6 mg im Harn erscheint. Von 9—11 Uhr zeigt sich die gewöhnliche morgendliche Erhebung. Von 11—11$^1$/$_4$ Uhr erfolgten wieder in der früher beschriebenen Weise die tonischen Muskelkontraktionen. Entsprechend der kürzeren Dauer ist der Einfluß des Tonus nicht so bedeutend wie bei den Tonusversuchen des vorhergehenden Tages. Immerhin werden aber 111,36 mg ausgeschieden, während in Tabelle XIII die entsprechende Periode des zweiten Hungertages (6. III.) eine Ausfuhr von nur 75,98 mg aufweist, so daß selbst der nur viertelstündige Tonus die Ausscheidung stark beeinflußt hat.

Zum Vergleich mit diesen Tonusversuchen glaubte ich den Einfluß von gewöhnlichen Muskelkontraktionen am besten durch Freiübungen untersuchen zu können; denn bei den in den Versuchen der letzten Tabelle gewählten Arten der Muskelarbeit, besonders aber beim Radfahren, dessen Einfluß ja am bedeutendsten war, befindet sich ein mehr oder weniger großer Teil der Körpermuskulatur im verstärkten Tonus, so daß dort die gewöhnliche Muskelarbeit nicht allein in Frage kommt. Mit zwei schweren Messingstäben in den Händen brachte ich daher in möglichst kurz abgerissenem Tempo unter jedesmaliger Beugung der Knie die Arme abwechselnd aus der Beugehaltung nach vorn, seitwärts oder aufwärts. 2—3 Min. wurde geübt, worauf jedesmal eine Pause von 4—5 Min. eintrat.

Ich begann mit diesen Übungen am zweiten Hungertag, dem 16. III., nachm. von 7—7$^1$/$_2$ Uhr. Gegenüber der Ausscheidung der Vorperiode von 75,0 mg steigt die Kreatininausfuhr auf 149,8 mg, also auf das Doppelte, während wir in derselben Zeit in Tabelle XIII ohne Muskelarbeit am zweiten Hungertag, dem 6. III. nur 74,48 mg, somit 50,3%

weniger ausgeschieden finden. Halbstündiger Tonus brachte in derselben Periode am Tage vorher eine Ausfuhr von 168,2 mg gegenüber einer Ausscheidung der Vorperiode von 111,8 mg, somit eine Steigerung von 56,4 mg = 33,5%, $^1/_2$ Stunde Freiübungen erhöhten die Ausscheidung von 75,0 mg auf 149,8 mg, also um 74,8 mg = 49,9%. Man kann mithin durchaus nicht behaupten, daß der Tonus wirksamer gewesen wäre als die Freiübungen von derselben Zeitdauer. Die letzteren bewirken zwar, absolut genommen, eine geringere Ausscheidung als der Tonus vom Tage vorher, doch prozentual zur Gesamtausscheidung ist die Ausfuhr bedeutend größer. Das Niveau der Kurve liegt eben am zweiten Hungertage, wie Tabelle XIII und XVII deutlich zeigen, viel niedriger als am ersten Hungertage, so daß man die absoluten Werte der Ausscheidung nicht miteinander vergleichen darf.

Am Morgen des 17. III. wurde ebenfalls noch nichts genossen. Die Freiübungen von 7—7$^1/_2$ vorm. rufen eine Ausscheidung von 162 mg hervor, während am dritten Hungertag in Tabelle XIII nicht einmal die halbe Menge zur Ausscheidung kommt, nämlich nur 76,36 mg. Sogar an den Tagen mit normaler Ernährung, doch ohne Muskelarbeit, betrug nach Tabelle IV die Ausfuhr von 7—9 vorm. im Höchstfalle nur 120,7 mg, also noch 41,3 mg = 34,2% weniger als hier unter dem Einfluß der Freiübungen. — Von 12—12$^1/_2$ wiederholte ich die Freiübungen nach der beschriebenen Weise. Die entsprechende Ausscheidung beträgt 186,0 mg gegen 96,0 mg der Vor- und 92,0 mg der Nachperiode. Nahrung war noch nicht aufgenommen, so daß diese Steigerung am dritten Tage um so beträchtlicher erscheint. In Tabelle XIII beträgt die entsprechende Ausfuhr am 7. III. nur 82,4 mg, also 55,9% weniger als hier. — Um 3 Uhr wurde wieder Nahrung, aus 2 Tassen Kaffee und 2 Schnitten Brot mit Butter bestehend, aufgenommen. Infolgedessen steigt die Kreatininausscheidung von 3—5 Uhr auf 140,4 mg, von 92,0 mg der Vorperiode, also um 48,4 mg, eine Steigerung, die durch nur viertelstündige Freiübungen nicht mehr erhöht werden konnte; denn die Ausscheidung betrug von 5—7 nur 136,08 mg. Offenbar war der Reiz der Nahrungsaufnahme nach dreitägiger Hungerperiode größer als der Einfluß der nur viertelstündigen Muskeltätigkeit von 5—5$^1/_4$ Uhr.

Der 18. III. war wieder ein Tag mit normaler Ernährung. Die Freiübungen von 11—11$^1/_2$ vorm. haben eine Ausscheidung von 144,48 mg gegenüber 89,54 mg der Vor- und 106,4 mg der Nachperiode zur Folge. Am Tage ohne Muskelarbeit beträgt die Ausfuhr in derselben Periode von 11—1 Uhr vorm. nach Tabelle IV nur 129,01 mg als Maximum, im Durchschnitt sogar nur 106,96 mg, so daß die Erhöhung auch hier ohne Zweifel ist. — Während die Freiübungen am Vormittage des 18. III. eine Ausfuhr von 144,48 mg hervorrufen, haben dieselben von der gleichen Dauer am Tage vorher, dem dritten Hungertage, eine Steigerung auf sogar 186,0 mg zur Folge. Ob dieser Unterschied durch den Hunger oder durch einen verschiedenen Grad der Muskeltätigkeit bedingt ist, möchte ich wegen der Unbestimmbarkeit der letzteren nicht entscheiden. In der Nachmittagsperiode von 5 bis 7 Uhr steigern die Freiübungen von $5^1/_4 - 5^1/_2$ die Ausscheidung auf 162,54 mg, gegenüber einer Ausscheidung von 92,4 mg der Nach- und 131,95 mg der Vorperiode (gewöhnliches Nachmittagsmaximum von 3—5 Uhr). Ohne Freiübungen betrug an den normalen Tagen die Ausfuhr in derselben Zeit im Durchschnitt nur 108,23 mg mit einem Maximum von 142,74 mg.

Auch am 19. III. war die Nahrungsaufnahme wie gewöhnlich. Die Freiübungen von $7-7^1/_2$ vorm. erhöhen die Ausfuhr auf 130,38 mg gegenüber einer durchschnittlichen Ausscheidung an den normalen Tagen von 90,94 mg mit einem Maximum von 120,70 mg in der Zeit von 7—9 vorm. Doch dieses Maximum ist deshalb so hoch, weil die Vormittagsausscheidung des betreffendes Tages, des 22. I., überhaupt ziemlich erheblich ist. Z. B. beträgt die ausgeschiedene Kreatininmenge in der folgenden Periode von 9—11 Uhr 130,15 mg, hier in unserem Versuch jedoch nur 107,08 mg, so daß die Erhöhung bedeutend größer ist, als es den absoluten Werten nach scheint. — Um 1 Uhr nahm ich Freiübungen von nur 10 Min. Dauer vor, deren Einfluß jedoch wegen der zu geringen Muskelarbeit nicht recht ersichtlich ist. Die Ausscheidung beträgt 110,0 mg, an den Tagen ohne Muskeltätigkeit im Durchschnitt 112,78 mg. — Die Freiübungen von $^1/_2$ Stunde Dauer um 5 Uhr erhöhen die Ausscheidung von 127,53 mg auf 197,4 mg, also um 69,87 mg, an den normalen Tagen finden wir in derselben Zeit im Durchschnitt nur 108,23 mg mit einem Maximum von 142,74 mg Da auch in den späten Abendstunden die Kreatininausscheidung nie sehr beträchtlich war, verlegte ich meine letzten Freiübungen in die Zeit von $11-11^1/_2$ abends. Während wir ohne Muskelarbeit für die Abendstunden eine Durchschnittsausscheidung von 100,86 mg mit einer oberen Grenze von 137,50 mg berechnen, sehen wir hier die Ausfuhr auf 182,36 mg gestiegen, gegenüber einer Kreatininmenge von 120,91 mg in der Vorperiode.

Zusammenfassend läßt sich also sagen, daß sowohl Muskeltonus wie gewöhnliche Muskelarbeit während des Hungers und bei normaler Ernährung die Kreatininausscheidung erhöht. Ein besonderer Einfluß im Hunger läßt sich nicht nachweisen.

Es wäre vielleicht noch die Frage zu erörtern, ob die Erhöhung der Kreatininausscheidung auf einer vermehrten Bildung im Organismus infolge der Arbeit beruht, oder ob das etwa in den Muskeln abgelagerte Kreatin durch die Muskeltätigkeit in die Blutbahn ausgepreßt oder durch die Erhöhung der Blutzufuhr, wie sie in einem tätigen Muskel eintritt, ausgewaschen und so im Harn als Kreatinin vermehrt ausgeschieden wird. Diese Frage mag um so berechtigter erscheinen, als wir nach jeder starken Steigerung der Kreatininausscheidung eine oft außerordentlich große Verminderung der Ausfuhr in der folgenden Periode beobachten. Ich möchte hierfür nur auf die drei letzten Tage der letzten Tabelle hinweisen. Am 17. III. z. B. werden infolge der Muskeltätigkeit von 7—9 Uhr 162,0 mg ausgeschieden, von 11—1 Uhr 186,0 mg und von 5—7 Uhr 136,08 mg. Wäre von 7—9 Uhr nur die im Muskel vorhandene Kreatinmenge ausgepreßt worden ohne Neubildung, dann dürften wir von 11—1 Uhr, also nach 2 Stunden, wohl eine weniger große, jedenfalls keine um soviel beträchtlichere Ausscheidung erwarten. Denn in den zwei Stunden kann dem Muskel unmöglich wieder so viel Kreatin zugeführt worden sein, daß wir diese zweite Steigerung ohne Neubildung durch die Arbeit verstehen könnten. Der folgende und übernächste Tag bieten dasselbe Bild. Am 18. III. von 11—1 Uhr vorm. gelangen 144,48 mg zur Ausscheidung, von 5—7 Uhr sogar 162,54 mg; am 19. III. von 5—7 Uhr nachm. 197,4 mg, von 11—1 Uhr abends 182,36 mg. Es wäre auch noch eine Überlegung anzuführen. Würde die Vermehrung der Kreatininausscheidung nur auf ein Auspressen des Muskels zurückzuführen sein, so müßte naturgemäß dieses Auspressen innerhalb einer bestimmten Zeit zu Ende und jede weitere Muskeltätigkeit ohne Einfluß sein. Die Versuche zeigen aber die interessante Erscheinung, daß die Erhöhung der Kreatininausscheidung mit aller Wahrscheinlichkeit proportional der Muskelleistung und bei annähernd gleicher Muskelarbeit in einem bestimmten Verhältnis zur Dauer derselben steht. Am 19. III. haben Freiübungen von 10 Minuten, von 1—1,10, keinen sicher erkennbaren Einfluß (110,0 mg); dieselben von $^1/_4$ Stunde Dauer rufen am 17. III. von 5—7 Uhr eine Ausfuhr von 136,08 mg hervor, von $^1/_2$ Stunde Dauer am selben Tag von 11—1 Uhr vorm. eine solche von 186,0 mg. Es läßt sich selbstverständlich nicht sagen, daß ein Auspressen oder Auswaschen des Kreatins aus der Muskelsubstanz durch Muskeltätigkeit überhaupt nicht stattfindet, nur dagegen, daß die Erhöhung der Ausfuhr hierdurch allein gedeutet werden kann, sprechen die oben angeführten Tatsachen, welche bei der Vermehrung der Kreatininausfuhr infolge Muskeltätigkeit die Annahme einer Neubildung durch die Muskeltätigkeit mindestens sehr wahrscheinlich machen.

Es sei endlich noch kurz auf das Verhalten des Kreatins hingewiesen. Es tritt wieder am zweiten Hungertage, dem 15. III., auf und verschwindet sogleich mit Wiederaufnahme der Nahrungszufuhr. Auch seine Ausscheidung wird von der Muskeltätigkeit deutlich beeinflußt, doch den Verlauf im einzelnen zu untersuchen, halte ich nicht für möglich, so lange nicht eine exakte quantitative Bestimmung gewährleistet ist.

Im Anschluß hieran seien die neueren Untersuchungen erörtert, welche die Beziehungen des Kreatininstoffwechsels zur Muskelarbeit zum Gegenstand haben. Auch hier übergehe ich die Forschungen, die mit der alten Methode ausgeführt sind. Dieselben sind z. T. in einer Abhandlung Gregors[25]), der ebenfalls mit der Neubauer-Salkowskischen Methode den Einfluß der Muskeltätigkeit auf die Tagesausscheidung des Kreatinins untersucht und eine Vermehrung der ausgeführten Menge gefunden hat, kritisch durchgearbeitet.

Ich erwähne zunächst die Versuche Webers[13]), der den Einfluß der Muskeltätigkeit auf den Kreatingehalt des Muskels untersucht. Zu diesem Zweck ließ er Säugetierherzen (Hunde und Katzen) im Langendorffschen Apparat in einer Ringerlösung arbeiten. „Findet man in der Durchströmungsflüssigkeit die Base, so ist erwiesen, daß sie vom Herzen bei der Arbeit abgegeben ist. Nimmt während des Versuches die Summe des in der Lösung plus Herzens enthaltenen Kreatinins im Vergleiche zum normalen Kreatingehalt des Herzens ab oder zu, so ist Kreatin verbraucht oder neugebildet worden." Es sind 9 Versuche angeführt, deren Resultate zusammenfassend mit den Worten Webers wiedergegeben werden können: „Nur bei guter Arbeit des Herzens werden ganz erhebliche Mengen Kreatinin (?) oder Kreatin an die durchblutende Flüssigkeit abgegeben. Dem ruhenden Muskel wird durch die Durchströmung kein Kreatin entzogen." Es sei bemerkt, daß Weber in seinen Tabellen nur die Werte des Gesamtkreatinins nach der Salzsäurebehandlung angibt, so daß sich der Gehalt an Kreatin oder Kreatinin allein nicht unterscheiden läßt. Ein Anhaltspunkt dafür, daß Kreatin während der Arbeit neugebildet wird, findet sich nicht. Der Beweis ist auch bei einer derartigen Versuchsanordnung bei dem geringen Gewicht der arbeitenden Herzen von 8,60 g bis 36,10 g mit einem Gehalt von 0,00656 g bis 0,0246 g Gesamtkreatinin schwerlich zu erbringen, da man den Gehalt des arbeitenden Herzens mit dem eines ruhenden vergleichen muß und eine etwaige geringe Vermehrung des Kreatiningehaltes durch die Arbeit in jene Grenzen fällt, zwischen denen der Kreatingehalt des Herzens bei den einzelnen Tieren schwankt. — Weber hat dann bei einem Hund den einen Oberschenkel durch Durchschneidung des N. ischiadicus gelähmt und die Muskeln nach „mehreren Wochen" (ohne nähere Angaben) untersucht. Die normalen Oberschenkelmuskeln hatten 0,1801 g, die gelähmten 0,1092 g Gesamtkreatinin. Doch meiner Meinung nach haben diese Befunde wenig Wert, da das Gewicht der Muskulatur nicht angegeben ist, so daß man die Abnahme des Kreatingehaltes auf eine Inaktivitätsatrophie der gelähmten Muskeln zurückführen könnte. Im folgenden Versuch rief Weber bei einem Teckel von 6,8 kg durch subcutane Injektion einer Lösung von Cinchoninum sulfuricum starke klonische und tonische Krämpfe hervor. Der Hund machte eine Hungerperiode durch, so daß die exogene Herkunft des Harnkreatinins ausgeschaltet war. Die Kreatininausscheidung betrug am Versuchstage 0,238 g gegen 0,182 g des vorhergehenden und 0,185 g des folgenden Tages. Es verursachten also „heftige Muskelkrämpfe eine deutliche, absolute Vermehrung des Harnkreatinins". — Die folgenden Versuche, bei denen der Einfluß normaler angestrengter Muskeltätigkeit auf die Kreatininausscheidung bei eben ausreichender Nahrung festgestellt wurde, möchte ich nicht anführen, weil wegen der Fleischkost der exogene Ursprung des Harnkreatinins unkontrollierbar ist.

Im Anschluß an Weber untersuchten Pekelharing[16]) und van Hoogenhuyze zunächst den Einfluß der Muskeltätigkeit auf den Kreatingehalt des Muskels dadurch, daß sie bei drei Kaninchen durch Ischiadicusdurchschneidung eine halbseitige Oberschenkellähmung hervorriefen. Drei Tage nach der Nervendurchschneidung wurden die Tiere getötet und untersucht. Die Werte gebe ich in Tabellenform an:

Tabelle XVIII.

| Versuch | mg Kreatinin pro 1 g Muskel | | |
|---|---|---|---|
| | nicht gelähmter Muskel | gelähmter Muskel | Verlust nach Durchschneidung |
| I | 4,703 | 4,232 | 0,471 |
| II | 4,448 | 4,289 | 0,159 |
| III | 4,983 | 4,013 | 0,970 |

Das Kreatin der Muskeln wurde als Kreatinin bestimmt, es ist daher als solches angegeben. Die Abnahme des Kreatingehaltes (0,471—0,970 mg pro 1 g Muskelsubstanz) durch die Untätigkeit der Muskeln ist bald mehr, bald weniger beträchtlich und liegt weit außerhalb der Grenzen der Beobachtungsfehler. — Bei den folgenden Versuchen wurde an 5 Katzen die Sherringtonsche Enthirnungsstarre (Journ. of physiol. 22, 319) vorgenommen, die es ermöglicht, daß die Muskeln der einen Körperhälfte in kräftigen Tonus versetzt werden, ohne Störung in der Wirkung der motorischen Nerven und des Blutstromes, während die gleichnamigen Muskeln der anderen Seite erschlafft bleiben. Untersucht wurde jedesmal der Triceps. Die Resultate sind in folgender Tabelle angegeben:

Tabelle XIX.

| Versuch | mg Kreatinin pro 1 g Muskel | | |
|---|---|---|---|
| | Tonus | Schlaff | Differenz |
| I | 3,690 | 3,090 | 0,600 |
| II | 4,340 | 3,848 | 0,492 |
| III | 4,219 | 3,902 | 0,317 |
| IV | 3,806 | 3,185 | 0,621 |
| V | 3,198 | 2,963 | 0,235 |

In den tätigen Muskeln tritt also eine Erhöhung des Kreatingehaltes um 0,235 mg bis 0,621 mg pro 1 g Muskelsubstanz ein. Die Untersucher schließen aus den Versuchen, daß „von den im Tonus sich befindenden Muskeln mehr Kreatin gebildet wird als von den ruhenden". Die nächsten Versuche wurden an Fröschen (Rana esculenta) vorgenommen. Bei den Fröschen wurde „nach Zerstörung von Gehirn, Rückenmark und Herzdurchtrennung" der Nervus ischiadicus freipräpariert und mit einem Induktionsapparat gereizt. Es fand sich in den gereizten Muskeln keine Erhöhung des Kreatingehaltes gegenüber dem der nicht gereizten Muskeln der anderen Seite. Doch ist zu bemerken, daß bei dieser Art der Untersuchung sich vollkommen von der normalen Wirklichkeit abweichende Resultate ergeben können, da mit Aufhebung der Blutzirkulation der Stoffwechsel im Muskel ein ganz anderer wird, denn die Energie für die Muskeltätigkeit wird dann nicht mehr durch Oxydationen, sondern durch Spaltungen gewonnen. Ob man daher aus diesen Untersuchungen den Schluß ziehen darf, daß „schnelle Kontraktionen" den Kreatingehalt des Muskels im Gegensatz zum Tonus nicht erhöhen, ist mir zweifelhaft. — Bei einer Reihe von Fröschen wurde dann jedoch bei ungestörtem Blutkreislauf der N. ischiadicus durchtrennt und die Muskeln nach drei Tagen untersucht. Der Kreatiningehalt (Kreatin in Kreatinin übergeführt) pro 1 g Muskelsubstanz betrug auf der normalen Seite z. B. bei dem ersten Frosch 3,784 mg, auf der gelähmten Seite 3,342 mg. Wir haben also eine Verminderung von 0,442 mg während der drei Tage, die von den Untersuchern auf das Fehlen des „Tonus" in den gelähmten Muskeln zurückgeführt wird. Doch ob der „Ausfall der willkürlichen schnellen Kontraktionen der Muskeln der gelähmten Pfote" wirklich ohne Einfluß war, muß immerhin eine offene Frage bleiben. Zusammenfassend möchte ich in bezug auf diese Untersuchungen behaupten, daß bei Erhöhung des Tonus eine Vermehrung des Kreatingehaltes der Muskeln nachgewiesen ist, daß jedoch der Einfluß von gewöhnlichen Muskelkontraktionen infolge der Versuchsanordnung (Ausschaltung des Blutkreislaufes) nach diesen Untersuchungen doch noch zweifelhaft ist. —

Der Einfluß der Muskelarbeit auf das Harnkreatinin wurde eingehend untersucht von van Hoogenhuyze[8]) und Verploegh. Die ersten Versuche kann ich übergehen, weil an jenen Tagen noch Fleisch genossen wurde. Erst von der dritten Versuchsreihe an war die Nahrung kreatinfrei.

Tabelle XX.
(Tabelle III bei van Hoogenhuyze.)

| 1904 Juli | 8—12 Uhr | | 12—4½ Uhr | | 4½—11 Uhr | | 11—8 Uhr | | 24 Stunden | | Bemerkungen |
|---|---|---|---|---|---|---|---|---|---|---|---|
| | Harn ccm | Kreatinin g | Harn ccm | Kreatinin g | Harn ccm | Kreatinin g | Harn ccm | Kreatinin g | Harn ccm | Kreatinin g | |
| 13. | 1019 | 0,324 | 217 | 0,414 | 575 | 0,445 | 242 | 0,743 | 1204 | 1,926 | |
| 14. | 1022 | 0,274 | 131 | 0,382 | 692 | 0,654 | 371 | 0,569 | 1293 | 1,879 | |
| 15. | 1021 | 0,317 | 86 | 0,368 | 228 | 0,640 | 112 | 0,590 | 549 | 1,914 | Muskelarb. |
| 16. | 1031 | 0,286 | 104 | 0,387 | 153 | 0,506 | 146 | 0,681 | 461 | 1,859 | |
| 19. | 139 | 0,301 | 158 | 0,371 | 657 | 0,515 | 794 | 0,609 | 1748 | 1,796 | |
| 20. | 236 | 0,352 | 164 | 0,358 | 596 | 0,559 | 528 | 0,654 | 1524 | 1,924 | Muskelarb. |
| 21. | 138 | 0,291 | 243 | 0,425 | 748 | 0,589 | 800 | 0,577 | 1929 | 1,882 | |
| 22. | 139 | 0,306 | 156 | 0,407 | 754 | 0,509 | 636 | 0,561 | 1685 | 1,784 | |
| 23. | 208 | 0,323 | 148 | 0,364 | 417 | 0,625 | 146 | 0,651 | 919 | 1,963 | Muskelarb. |
| 24. | 100 | 0,321 | 98 | 0,351 | 296 | 0,574 | 112 | 0,447 | 606 | 1,692 | |
| 25. | 104 | 0,387 | 132 | 0,381 | 292 | 0,546 | 132 | 0,623 | 660 | 1,937 | |

Als durchschnittliche Ausscheidung von 15 Ruhetagen ergab sich bei van Hoogenhuyze 1,836 g mit einem Maximum von 1,937 g und einem Minimum von 1,692 g. „Am 15. Juli wurde eine Radfahrt gemacht, wobei in drei Stunden 54 km zurückgelegt wurden, am 20. und 23. Juli wurde jedesmal 2½ Stunden mit Hanteln von 10 kg geübt, wobei dafür gesorgt wurde, daß alle Muskeln des Körpers so viel wie möglich in Tätigkeit kamen." Weitere Angaben über die Zeit und die Ausführung der Muskeltätigkeit sind nicht gemacht; denn die Untersucher legen nur Wert auf die Tagesausscheidung. Dieselbe beträgt an den Arbeitstagen 1,914 g, 1,924 g und 1,963 g, übersteigt also das Durchschnittsmaß der Ruhetage von 1,836 g, liegt aber mit Ausnahme der Ausfuhr des 23. Juli von 1,963 g noch unterhalb der Maximalgrenze der normalen Tage von 1,937 g. Die Vermehrung ist also nicht besonders deutlich. Doch es fragt sich, ob die Muskeltätigkeit überhaupt soweit Einfluß hat, daß sie die Tagesausscheidung vermehrt. Meine Untersuchungen zeigen, daß das durchaus nicht der Fall ist. Am 18. III. z. B. (Tabelle XVII) sehen wir die Kreatininausscheidung von 11—1 Uhr vorm. (144,48 mg) und von 5—7 Uhr nachm. (162,54 mg) gewaltig erhöht infolge der Freiübungen, doch durch eine Minderausfuhr in den übrigen Perioden gleicht sich die Vermehrung in so hohem Maße aus, daß die Tagesausscheidung nur 1,225 g beträgt, also noch unterhalb des Durchschnittsmaßes der normalen Tage von 1,311 g liegt

(Min. = 1,143 g). Der folgende Tag zeigt die ähnliche Erscheinung. Dreimal am Tag haben wir die Steigerung der Kreatininausfuhr infolge der Muskeltätigkeit, abends von 11—1 Uhr sogar auf 182,36 mg, und doch beläuft sich die Tagesmenge durch die geringere Ausscheidung während der übrigen Tagesabschnitte auf nur 1,398 g, erhebt sich also nur wenig über das normale Durchschnittsmaß von 1,311 g, erreicht aber noch nicht die Maximalausscheidung während der normalen Tage von 1,499 g (Tabelle I). Und so läßt sich dieselbe Erscheinung auch an allen anderen Versuchstagen während der Muskeltätigkeit beobachten.

In der folgenden Versuchsreihe wird der Einfluß der Muskeltätigkeit nach vorhergegangener Übung der Muskeln und der Einfluß der Überanstrengung untersucht.

Tabelle XXI.
(Tabelle IV bei van Hoogenhuyze.)

| 1904 Sept. und Okt. | 8—12 Uhr | | 12—4½ Uhr | | 4½—11 Uhr | | 11—8 Uhr | | 24 Stunden | | Bemerkungen |
|---|---|---|---|---|---|---|---|---|---|---|---|
| | Harn ccm | Kreatinin g | Harn ccm | Kreatinin g | Harn ccm | Kreatinin g | Harn ccm | Kreatinin g | Harn ccm | Kreatinin g | |
| 27. | 91 | 0,227 | 254 | 0,401 | 752 | 0,494 | 404 | 0,617 | 1501 | 1,740 | |
| 28. | 226 | 0,331 | 164 | 0,370 | 543 | 0,561 | 503 | 0,594 | 1436 | 1,858 | |
| 29. | 364 | 0,404 | 174 | 0,387 | 674 | 0,555 | 719 | 0,656 | 1931 | 2,002 | Muskelarbeit |
| 30. | 135 | 0,345 | 186 | 0,420 | 464 | 0,571 | 650 | 0,659 | 1435 | 1,995 | |
| 1. | 181 | 0,370 | 124 | 0,310 | 600 | 0,632 | 488 | 0,540 | 1393 | 1,851 | |
| 2. | 191 | 0,326 | 210 | 0,398 | 258 | 0,473 | 205 | 0,644 | 864 | 1,841 | übermäßige Muskelarbeit |
| 3. | 103 | 0,266 | 129 | 0,394 | 244 | 0,618 | 176 | 0,560 | 652 | 1,838 | |
| 4. | 264 | 0,313 | 195 | 0,387 | 397 | 0,554 | 464 | 0,620 | 1320 | 1,875 | |
| 14. | 205 | 0,513 | 246 | 0,374 | 268 | 0,542 | 274 | 0,603 | 993 | 2,035 | |
| 15. | 303 | 0,291 | 150 | 0,325 | 233 | 0,544 | 259 | 0,530 | 945 | 1,690 | |
| 16. | 148 | 0,286 | 180 | 0,430 | 180 | 0,464 | 284 | 0,591 | 792 | 1,772 | übermäßige Muskelarbeit |
| 17. | 124 | 0,330 | 81 | 0,301 | 159 | 0,623 | 160 | 0,584 | 524 | 1,839 | |
| 18. | 132 | 0,387 | 96 | 0,333 | 140 | 0,508 | 246 | 0,643 | 614 | 1,871 | |

„Am 29. September wurde während 2½ Stunden mit kurzen Ruhepausen mit Sandowschen Apparaten gearbeitet. Am 2. Oktober wurde übermäßige Arbeit verrichtet, nämlich morgens ein Spaziergang von 21 km von 9—12 Uhr, mittags (?) ein Spaziergang von 10 km in zwei Stunden und abends eine Arbeit von 1½ Stunden mit den Hanteln."
Vom 14. Oktober an wurde eine ganz unzureichende Kost von nur 15 Calorien pro Kilogramm pro die verzehrt, um zu untersuchen, ob der Einfluß der Muskelarbeit sich bei dieser Hungerdiät ändere. Es wurde dann „am 16. Oktober eine Radfahrt gemacht von 42 km in 2½ Stunden; in der ersten Stunde wurden 22 km zurückgelegt, aber nachher konnte des Hungers und der Ermüdung wegen nur mit kleiner Geschwindigkeit gefahren werden. Mittags wurde von 2—5 Uhr ein

Spaziergang von 16 km gemacht und endlich abends noch mit Hanteln gearbeitet". Während an 6 Ruhetagen im Mittel 1,859 mg Kreatinin zur Ausscheidung gelangten mit einem Maximum von 2,035 und einem Minimum von 1,740 g am 27. September, zeigten sich während der Tage mit Muskelarbeit 2,002 g, 1,841 g und 1,772 g im Harn. Die Ausscheidung überschreitet somit nur einmal das Durchschnittsmaß, das Maximum während der Ruhetage jedoch nie. Daß und warum das auch bei meinen Versuchen der Fall ist, habe ich oben schon auseinandergesetzt. Es fragt sich nun, ob bei van Hoogenhuyze der Einfluß der Muskeltätigkeit sich nicht im Verlauf des Tages geltend macht. Für den 29. September wird keine Tageszeit für die Muskelarbeit angegeben, so daß hier eine Prüfung der Ausscheidung im Verlauf des Tages unmöglich ist. — Am 2. Oktober werden morgens von 9—12 Uhr 21 km zu Fuß gegangen. Von 9—12 beträgt die Ausscheidung 0,326 g, am Vortage in derselben Periode 0,370 g ohne Muskelarbeit. Wir haben also keine Erhöhung. Doch in der der Muskeltätigkeit folgenden Periode von 12—4$^1/_2$ haben wir eine beträchtliche Ausfuhr von 0,398 g, am Vortage nur 0,310 g und am folgenden Tage in derselben Zeit 0,394 g. Da die Muskeltätigkeit bis zum Ende der ersten Periode gedauert hat, wäre es möglich, daß die Erhöhung erst in die folgende Periode gefallen ist. Dieser Steigerung könnte dann, wie es bei allen meinen Versuchen ersichtlich ist, eine geringere Ausscheidung gefolgt sein, so daß wir am Ende der Periode von doch immerhin 4$^1/_2$ Stunden eine Kreatininmenge erhalten, die nicht viel das Durchschnittsmaß übersteigt. Für die anderen Muskelleistungen dieses Tages fehlen die Zeitangaben. — Über die Muskelarbeiten des 16. Oktober findet sich nur eine Zeitangabe, nämlich, daß von 2—5 Uhr ein Spaziergang von 16 km gemacht wurde. In der entsprechenden Periode von 12—4$^1/_2$ finden wir eine Ausscheidung von 0,430 g, am Tage vorher in der gleichen Zeit nur 0,325 g und einen Tag später nur 0,301 g. Ich wüßte nicht, daß diese offensichtliche Vermehrung der Kreatininausscheidung anders gedeutet werden könnte als durch den Einfluß der Muskeltätigkeit. Möglicherweise kann, da der Spaziergang bis zum Ende dieser Periode gedauert hat, noch ein Teil der Steigerung in die nächste Periode gefallen sein, was sich natürlich bei der Länge derselben von 6$^1/_2$ Stunden nicht erkennen läßt. — Ich möchte hier nochmals auf einige Tatsachen aus Tabelle XVII hinweisen. Am 17. III. werden infolge der Freiübungen von 11—1 Uhr 186,0 mg Kreatinin ausgeschieden, in der folgenden Periode nur 92,0 mg. Hätten wir also die Harnmenge beider Perioden zusammen untersucht, so hätten wir den Durchschnittswert von 139,0 mg erhalten, der das normale Maß der ohne Muskeltätigkeit in dieser Zeit ausgeschiedenen Menge kaum überschreitet. Der Einfluß dieser Muskeltätigkeit wäre mithin bei der

Untersuchung 4 stündiger Zeitabschnitte längst nicht so deutlich, wenn nicht überhaupt zweifelhaft gewesen.

Der Einfluß der Muskeltätigkeit während einer längeren Hungerperiode wurde von van Hoogenhuyze und Verploegh an der Hungerkünstlerin Toska an nur einem Tage untersucht. Das Ergebnis ist in Tabelle XIV schon mitgeteilt worden. Nach 7 Hungertagen, während der „möglichst vollständige Körperruhe eingehalten" wurde, arbeitete Toska am 17. Juni von 11—1 Uhr vorm. mit kurzen Unterbrechungen mit Hanteln von je 1 kg. Die Untersucher schließen aus der Harnanalyse: „Die Muskelanstrengung verursachte plötzlich eine unzweifelhafte Vermehrung, nicht am Tage selbst, aber am folgenden. Noch am dritten Tage war der Einfluß nachweisbar." Tabelle XIV zeigt, daß in der Periode von 10—4, in welche die Muskelarbeit fällt nur eine Ausscheidung von 0,119 g stattgefunden hat, während am Tage vorher in derselben Zeit 0,271 g und am folgenden Tage 0,285 g ausgeschieden werden. Doch diese Minderausfuhr ist keineswegs erstaunlich. Denn bei der langen Ausdehnung der Periode von 6 Stunden kann einer evtl. Steigerung der Kreatininausfuhr durch die Muskelarbeit eine entsprechende Minderausscheidung vorangegangen oder gefolgt sein. Die Periode ist eben viel zu lang, um die tatsächlichen Verhältnisse klarlegen zu können. Die Tagesausscheidung (0,464 g) zeigt, entsprechend der Tendenz des Kreatinins, mit wachsendem Hunger abzunehmen, eine Verminderung gegenüber dem Vortage (0,597 g). Dieses Ergebnis stimmt also vollkommen mit meinen Untersuchungen überein, daß sich nämlich der Einfluß der Muskeltätigkeit nicht auf die Tagesmenge zu erstrecken braucht. Doch an den folgenden Tagen steigt die Tagesausfuhr plötzlich von 0,464 g auf 0,681 g, 0,706 g und 0,611 g und fällt dann wieder auf die normale Höhe von 0,444 g herab. Es wäre doch sehr auffällig, wenn eine starke Muskelarbeit am Morgen auf die Tagesausscheidung desselben Tages gar keinen Einfluß hätte, dagegen aber die Ausfuhr der drei (!) folgenden Tage so bedeutend steigen würde. Es fragt sich nur, ob die Vermehrung des Kreatinins keine nur scheinbare sein kann. Die starke Arbeitsleistung der Toska und der damit verbundene Energieaufwand kann von dem Organismus, da die Kohlenhydrate zum größten Teil schon während der ersten Hungertage aufgebraucht werden, nur dadurch geleistet werden, daß er vor allen Dingen das Körperfett angreift. Als Intermediärprodukte der Fettsäuren sind aber die Acetonkörper bekannt, die bei Kohlenhydratmangel, also besonders auch hier bei einem so fortgeschrittenen Hungerstadium, im Harn auftreten. Aceton ist aber gerade der Körper, der am leichtesten Kreatinin vortäuschen kann. Wir finden dann auch bei van Hoogenhuyze und Verploegh (S. 442) die Bemerkung: „Eine etwaige Acetonausscheidung haben wir leider versäumt zu

Tabelle XXII.

| Juni/Juli Tag | Periode | Harn ccm | | Kreatinin in g | | | | Kreatinin pro Std. in mg | Bemerkungen |
|---|---|---|---|---|---|---|---|---|---|
| | | | | vor Erhitzen mit HCl | | nach Erhitzen mit HCl | | | |
| 28. | 8—3<br>3—10<br>10—8 | 218<br>375<br>362 | } 955 | 0,447<br>0,488<br>0,591 | } 1,526 | 0,456<br>0,493<br>0,601 | } 1,550 | 63,9<br>69,7<br>59,1 | |
| 29. | 8—3<br>3—10<br>10—8 | 278<br>504<br>337 | } 1119 | 0,387<br>0,518<br>0,576 | } 1,481 | 0,390<br>0,520<br>0,565 | } 1,475 | 55,3<br>74,0<br>57,6 | |
| 30. | 8—3<br>3—10<br>10—8 | 296<br>603<br>335 | } 1234 | 0,456<br>0,492<br>0,625 | } 1,573 | 0,451<br>0,497<br>0,614 | } 1,562 | 65,1<br>70,3<br>62,5 | Tonus |
| 1. | 8—3<br>3—10<br>10—8 | 312<br>432<br>398 | } 1142 | 0,456<br>0,457<br>0,541 | } 1,454 | 0,450<br>0,458<br>0,547 | } 1,455 | 65,1<br>65,3<br>54,1 | |
| 3. | 8—3<br>3—10<br>10—8 | 354<br>427<br>346 | } 1127 | 0,499<br>0,482<br>0,631 | } 1,612 | 0,501<br>0,483<br>0,626 | } 1,610 | 71,3<br>68,9<br>63,3 | Tonus |
| 4. | 8—3<br>3—10<br>10—8 | 241<br>358<br>355 | } 954 | 0,442<br>0,459<br>0,647 | } 1,548 | 0,438<br>0,462<br>0,642 | } 1,542 | 63,1<br>65,6<br>64,7 | |
| 5. | 8—3<br>3—10<br>10—8 | 286<br>305<br>306 | } 897 | 0,451<br>0,448<br>0,587 | } 1,486 | 0,449<br>0,449<br>0,593 | } 1,491 | 64,4<br>64,0<br>58,7 | |
| 6. | 8—12<br>12—3<br>3—10<br>10—8 | 90<br>149<br>309<br>327 | } 875 | 0,207<br>0,246<br>0,505<br>0,599 | } 1,617 | 0,207<br>0,247<br>0,503<br>0,669 | } 1,626 | 51,7<br>82,0<br>72,1<br>65,9 | Tonus |
| 7. | 8—12<br>12—3<br>3—10<br>10—8 | 122<br>150<br>325<br>299 | } 896 | 0,226<br>0,228<br>0,473<br>0,618 | } 1,545 | 0,226<br>0,228<br>0,472<br>0,624 | } 1,550 | 56,5<br>76,0<br>67,6<br>61,8 | |
| 9. | 8—12<br>12—3<br>3—10<br>10—8 | 94<br>152<br>389<br>400 | } 1035 | 0,192<br>0,255<br>0,502<br>0,669 | } 1,618 | 0,194<br>0,256<br>0,503<br>0,664 | } 1,617 | 48,0<br>85,0<br>71,7<br>67,0 | Tonus |
| 10. | 8—12<br>12—3<br>3—10<br>10—8 | 122<br>189<br>397<br>342 | } 1050 | 0,250<br>0,221<br>0,473<br>0,584 | } 1,528 | 0,249<br>0,222<br>0,472<br>0,577 | } 1,520 | 62,5<br>73,7<br>67,6<br>58,4 | |

Tabelle XXII (Fortsetzung).

| Juni/Juli Tag | Periode | Harn ccm | Kreatinin in g vor Erhitzen mit HCl | Kreatinin in g nach Erhitzen mit HCl | Kreatinin pro Std. in mg | Bemerkungen |
|---|---|---|---|---|---|---|
| 11. | 8—12 | 138 | 0,225 | 0,226 | 56,2 | |
|  | 12—3 | 175 | 0,243 | 0,242 | 81,0 | |
|  | 3—10 | 332 } 985 | 0,453 } 1,522 | 0,454 } 1,526 | 64,7 | |
|  | 10—8 | 340 | 0,601 | 0,604 | 60,1 | |
| 12. | 8—12 | 235 | 0,295 | 0,296 | 73,7 | Marsch |
|  | 12—3 | 200 | 0,223 | 0,225 | 74,3 | |
|  | 3—10 | 267 } 972 | 0,447 } 1,543 | 0,452 } 1,545 | 63,9 | |
|  | 10—8 | 270 | 0,569 | 0,572 | 56,9 | |
| 13. | 8—12 | 122 | 0,257 | 0,268 | 64,2 | |
|  | 12—3 | 142 | 0,207 | 0,206 | 69,0 | |
|  | 3—10 | 446 } 1078 | 0,396 } 1,486 | 0,392 } 1,482 | 56,4 | |
|  | 1 —8 | 368 | 0,626 | 0,616 | 62,6 | |

berücksichtigen. Wir bedauern das um so mehr, weil dadurch die Verläßlichkeit der Kreatininzahlen verringert wird." Somit scheint mir dieser gewaltige Einfluß auf die Tagesmenge der Kreatininausscheidung doch zum mindesten sehr zweifelhaft zu sein. — Jedenfalls ist die Ansicht von van Hoogenhuyze und Verploegh, welche sie auf Grund dieser Untersuchungen vertreten (S. 432), ,,daß beim Menschen durch Muskelarbeit nur dann eine Vermehrung der Kreatininausscheidung im Harn eintritt, wenn der Körper gezwungen wird, nur auf Kosten des eigenen Gewebes zu leben", nicht genügend begründet.

Zum Schluß seien dann noch jene Untersuchungen angeführt, die Pekelharing[7]) von einem seiner Studenten hat ausführen lassen. Gestützt auf die früher besprochenen Untersuchungen von Pekelharing und van Hoogenhuyze[16]), daß ,,beim Tonus der Gehalt an Kreatin zunehme, während das bei der schnellen Kontraktion nicht der Fall ist", macht Pekelharing in diesen Untersuchungen einen Unterschied, zwischen ,,Tonus" und ,,mechanischer Arbeitsleistung", also gewöhnlicher Muskelarbeit. Die Nahrung war kreatin- und kreatininfrei. ,,An einzelnen Tagen wurden die Rumpf- und Extremitätenmuskeln, durch Annehmen der sog. ,strammen Haltung', jedesmal während 4 Stunden in möglichst kräftige Spannung versetzt", und zwar morgens von 8—12 Uhr. Weitere Angaben über die Dauer und die Art der Ausführung des Tonus fehlen. Die ersten Versuchstage in der Tabelle XXII kann ich übergehen; denn da die erste Periode, in die von 8—12 der Tonus fällt, zu lang ist (7 Stunden), ist die Ausscheidung in derselben wieder zu uncharakteristisch. Am 6. Juni hat die erste

Periode, in welche der Tonus fällt, eine Ausscheidung von 0,207 g Kreatinin, gegenüber einer entsprechenden Ausscheidung von 0,226 g am folgenden Tage ohne Tonus. Wir haben also keine Steigerung. Doch die folgende Periode hat am Tonustage eine Ausfuhr von 0,246 g, am nächsten Tage nur 0,228 g. Die Vermehrung ist also offenbar, da der Tonus bis 12 Uhr gedauert hat, in die folgende Periode von 12 bis 3 Uhr gefallen. — Der 9. Juni zeigt dasselbe Ergebnis. Von 12—3 Uhr haben wir am Tonustage eine Ausscheidung von 0,255 g, am Tage vorher nur 0,228 g und am folgenden Tage in derselben Zeit 0,221 g. Pekelharing vergleicht nur die Gesamttagesausscheidung. Dieselbe beträgt während der Tonustage im Mittel 1,604 g, an den normalen Tagen 1,514 g mit einem Maximum von 1,550 g, ist also im ersten Falle etwas erhöht. Diesen Tonusversuchen steht nur ein Versuch mit gewöhnlicher Muskeltätigkeit gegenüber. ,,Zur Vergleichung mit dem Einfluß von Muskelarbeit wurde am 12. Juli von 8—12 Uhr ein Marsch von 20 km gemacht." Daraufhin wurden von 8—12 Uhr 0,295 g ausgeschieden, am Vortage nur 0,225 g und am folgenden Tage 0,257 g. Sollte man nicht auch hier diese Erhöhung dem Einfluß des Marsches zuschreiben können! Pekelharing meint zwar: ,,Am Tage des Marsches wurde in der ersten Periode mehr Harn als gewöhnlich ausgeschieden und damit mehr Kreatinin." Doch ich habe an mehreren Stellen der Arbeit die vollkommene Unabhängigkeit der Harnmenge von der Kreatiningröße nachgewiesen. Auch hier in der Tabelle zeigt gleich der erste Tag, der 28. Juni, daß in 375 ccm Harn 0,488 g Kreatinin enthalten sind, in 362 ccm der folgenden Periode jedoch sogar 0,591 g. Wir können somit die Erhöhung der Kreatininausscheidung am 12. Juli doch auf das Konto der gewöhnlichen Muskelarbeit während des Marsches setzen und müssen die Berechtigung der Annahme Pekelharings, daß nur Muskeltonus, nicht aber gewöhnliche Muskelarbeit die Kreatininausscheidung beeinflusse, bezweifeln.

Zum Schluß möchte ich noch einmal die gemachten Beobachtungen kurz zusammenfassen.:

1. Die Gesamttagesausscheidung des Kreatinins schwankt bei kreatinfreier Kost nur innerhalb mäßiger Grenzen und ist vollständig unabhängig von der Harnmenge. Mit zunehmendem Hunger sinkt das Niveau der Ausscheidungskurve.

2. Die Ausscheidung im Verlauf des Tages zeigt einen charakteristischen Verlauf mit 3 Maxima um 9—11 Uhr vorm. und 3—5 resp. 1—3 und 9—11 resp. 7—9 nachm.

3. Auf die Morgenerhebung hat weder die Nahrungsaufnahme noch ein früheres oder späteres Aufstehen Einfluß. Die Abenderhebung fällt auch mit dem Fehlen des Abendessens nicht fort.

4. Auch im Hungerzustand bleiben die drei Maxima bestehen. Doch sind die Nachmittagserhebungen nicht so regelmäßig wie an Tagen mit normaler Ernährung.

5. Kreatin findet sich normalerweise nicht im Harn, sondern nur im Hungerzustand. Mit Wiederaufnahme der Ernährung schwindet es sogleich.

6. Muskeltätigkeit jeder Art zeigt nicht nur im Hunger, sondern auch bei normaler Ernährung eine deutliche Steigerung der Kreatininausfuhr in derselben Periode, wobei aber die Tagesausfuhr nicht erhöht zu sein braucht.

Schließlich erfülle ich noch die angenehme Pflicht, meinem hochverehrten Lehrer, Herrn Professor Dr. R. Rosemann, für die gütige Überweisung des Themas und die stete hilfsbereite Unterweisung meinen verbindlichsten Dank auszusprechen.

Auch Herrn Professor Krummacher sei an dieser Stelle für manche gütige Auskunft vielmals gedankt.

**Literatur.**

[1] R. Rosemann, Über den Verlauf der Stickstoffausscheidung beim Menschen. Arch. f. d. ges. Physiol. **65**, 343. 1896/97. — [2] V. Tomaschny, Über den Verlauf der Harnsäureausscheidung beim Menschen. Inaug.-Diss. Greifswald 1898. — [3] G. Roeske, Über den Verlauf der Phosphorsäureausscheidung beim Menschen. Inaug.-Diss. Greifswald 1897. — [4] A. Herrmannsdorfer, Über den Verlauf der täglichen Chlorausscheidung im Harn. Inaug.-Diss. Münster 1912. — [5] O. of Klercker, Beitrag zur Kenntnis des Kreatins und Kreatinins im Stoffwechsel des Menschen. Biochem. Zeitschr. **3**, 45. 1907. — [6] Ph. Shaffer, The excretion of Kreatinin and Kreatin in health and disease. The Amer. journ. of physiol. **23**, 1. 1908/9. — [7] C. A. Pekelharing, Die Kreatininausscheidung beim Menschen unter dem Einfluß von Muskeltonus. Hoppe-Seylers Zeitschr. f. physiol. Chem. **75**, 207. 1911. (Nach Versuchen von stud. med. J. Harkink.) — [8] C. J. C. van Hoogenhuyze und H. Verploegh, Beobachtungen über die Kreatininausscheidung beim Menschen. Zeitschr. f. physiol. Chemie **46**, 415. 1905. — [9] C. van Hoogenhuyze und H. Verploegh, Weitere Beobachtungen über die Kreatininausscheidung beim Menschen. Zeitschr. f. physiol. Chemie **57**, 161. 1908. — [10] M. Jaffe, Über den Niederschlag, welchen Pikrinsäure im normalen Harn erzeugt und über eine neue Reaktion des Kreatinins. Zeitschr. f. physiol. Chemie **10**, 391. 1886. — [11] O. Folin, Beitrag zur Chemie des Kreatinins und Kreatins im Harn. Zeitschr. f. physiol. Chemie **41**, 223. 1904. — [12] O Folin, Approximately complete analyses of thirty „normal" urines. The Amer. journ. of physiol. **13**, 45. 1905. — [13] S. Weber, Physiologisches zur Kreatininfrage. Arch. f. experim. Pathol. u. Pharmakol. **58**, 93. 1907. — [14] G. Lefmann, Beiträge zum Kreatininstoffwechsel. Zeitschr. f. physiol. Chemie **57**. 476. 1908. — [15] Fr. G. Benedikt und V. C. Myers, The Determination of Creatine and Creatinine. The Amer. journ. of physiol. **18**, 397. 1907. — [16] A. Pekelharing und C. van Hoogenhuyze, Die Bildung des Kreatins im Muskel beim Tonus und bei der Starre. Zeitschr. f. physiol. Chemie **64**, 262. 1910. — [17] G. Dorner, Zur Bildung von Kreatin und Kreatinin im Organismus, besonders des Kanin-

chens. Zeitschr. f. physiol. Chemie **52**, 225. 1907. — [18]) E. Salkowski, Kleinere Mitteilungen: Über die Neubauersche Methode zur Bestimmung des Kreatinins im Harn. Zeitschr. f. physiol. Chemie **10**, 113. 1886. — [19]) O. Folin, Laws governing the chemical composition of urine. The Amer. journ. of physiol. **13**, 66. 1905. — [20]) O. E. Closson, The Elimination of Creatinin. The Amer. journ. of physiol. **16**, 252. 1906. — [21]) E. P. Kathkart, Über die Zusammensetzung des Hungerharns. Biochem. Zeitschr. **6**, 109. 1907. — [22]) G. Benedikt und R. Diefendorf, The analyses of urine in a starving woman. The Amer. journ. of physiol. **18**, 362. 1907. — [23]) P. Kathkart, The influence of Carbohydrates and fats on Protein metabolism. The Journ. of physiol. **39**, 311. 1919. — [24]) L. Wolf und E. Oesterberg, Eiweißstoffwechsel beim Hunde. Biochem. Zeitschr. **53**, 329. 1911. — [25]) A. Gregor, Beiträge zur Physiologie des Kreatinins. Zeitschr. f. physiol. Chemie **31**, 98. 1900/01.

# Lebenslauf.

Am 28. Juni 1897 wurde ich zu Dortmund geboren. Nach vierjährigem Besuch der Elementarschule kam ich auf das dortige staatliche Gymnasium und erhielt im September 1916 das Maturitätszeugnis. Am 16. desselben Monats wurde ich zum Heeresdienst eingezogen, jedoch schon am 30. September 1917 infolge mehrfacher Verwundung entlassen und dem Dortmunder Hilfsdienst überwiesen. Bis zum Sommer des folgenden Jahres war ich dann an der Dortmunder Union als Techniker tätig. Mit dem Sommersemester 1918 begann ich mein medizinisches Studium an der Wilhelms-Universität zu Münster. Nach dem Sommersemester 1919 bestand ich das Tentamen physicum und unterbrach dann für zwei Semester mein medizinisches Studium, um mich der vorliegenden Arbeit zu widmen.

W. Schulz.

MIX
Papier aus verantwortungsvollen Quellen
Paper from responsible sources
FSC® C105338

If you have any concerns about our products,
you can contact us on
**ProductSafety@springernature.com**

In case Publisher is established outside the EU,
the EU authorized representative is:
**Springer Nature Customer Service Center GmbH
Europaplatz 3, 69115 Heidelberg, Germany**

Printed by Libri Plureos GmbH
in Hamburg, Germany